Detlef Mix

MANUKA-HONIG

Das Allroundtalent aus Neuseeland für Ihr Wohlbefinden

360° medien

IMPRESSUM
Manuka-Honig
Das Allroundtalent aus Neuseeland für Ihr Wohlbefinden
Detlef Mix

Marie-Curie-Straße 31 | 40822 Mettmann
www.360grad-medien.de

Redaktion und Lektorat: Christine & Andreas Walter

Satz und Layout: Serpil Sevim-Haase

Zeichnungen: Carina Engelmann, Maraccuja Grafikdesign, www.maraccuja.de

Gedruckt und gebunden:
Lensing Druck GmbH & Co. KG | Feldbachacker 16 | 44149 Dortmund
www.lensing-druck.de

Bildnachweis: 360° medien S. 11; ©LIGHTFIELD STUDIOS - stock.adobe.com S. 31; ©closeupimages - stock.adobe.com 35; Beate Dodeck S. 109, 111, 112, 115, 117; iStockphoto.com S. 53, Manuka Health, Umschlag, S. 6/7, 12/13, 15, 26/27, 50/51, 71, 72/73, 75, 76, 78/79, 103 Neuseelandhaus S. 8, 18/19, 74, 104/105, 107

ISBN: 978-3-96855-068-8
Hergestellt in Deutschland

www.360grad-medien.de

Detlef Mix

MANUKA-HONIG

Das Allroundtalent aus Neuseeland
für Ihr Wohlbefinden

360° medien

INHALTSVERZEICHNIS

Manuka-Honig im Einsatz für Ihre Gesundheit 6

Eine besondere Pflanze für einen außergewöhnlichen Honig 12

Manuka-Honig in aller Munde und in aller Wunde... 18

Anwendungen mit Verstand und Gefühl 21

Klotzen statt kleckern 25

Innerlich – Manuka-Honig in aller Munde 26

Mundhöhle 28

Nase und Nasennebenhöhlen 30

Inhalation 35

Rachen und Atemwege 37

Speiseröhre 39

Magen und... 41

...Darm 44

Innere Organe 46

Leber 46

Nieren, Blase, Prostata 48

Äußerlich – Manuka-Honig in aller Wunde 50

Unsere Haut 52

Wunden 53

Wie wirkt der Honig auf der Wunde? 54

Verbrennungen 59
Entzündliche Hauterkrankungen 61
Lippenherpes 64
Augenentzündungen 65
Pilzinfektionen 66
Manuka Honig kann auch Tieren helfen 68
Manukaöl 70

Exkurs | Manukapioniere in Deutschland 72

Zum schnellen Nachschlagen:
Anwendungen von A bis Z 78

Rezepte mit Manuka-Honig 104
Manuka-Rezepte für Ihre Gesundheit 106

Zu guter Letzt 118
Manuka-Honig – mit Sicherheit eine gute Wahl... 118
Fazit 123

Register 124

Adressen 128

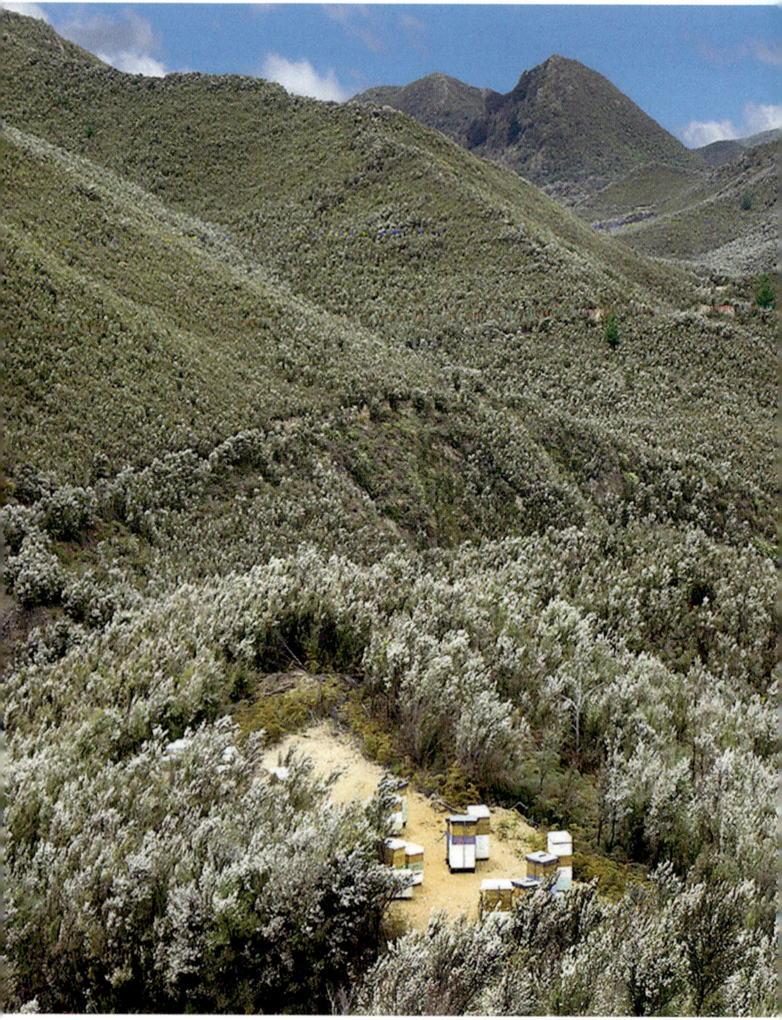

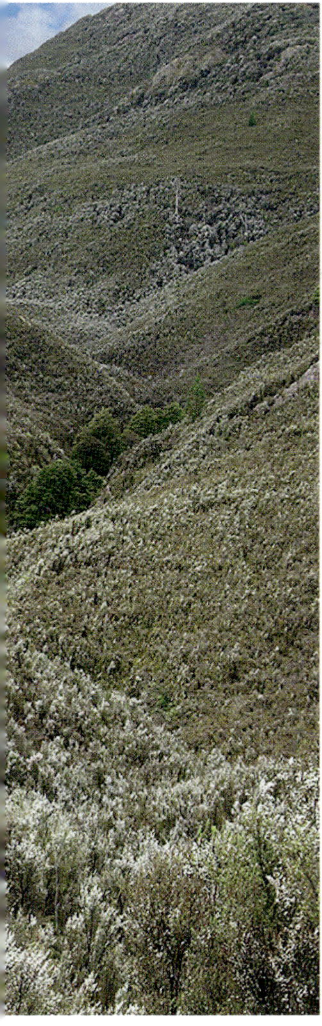

MANUKA-HONIG IM EINSATZ FÜR IHRE GESUNDHEIT

MANUKA-HONIG IM EINSATZ FÜR IHRE GESUNDHEIT

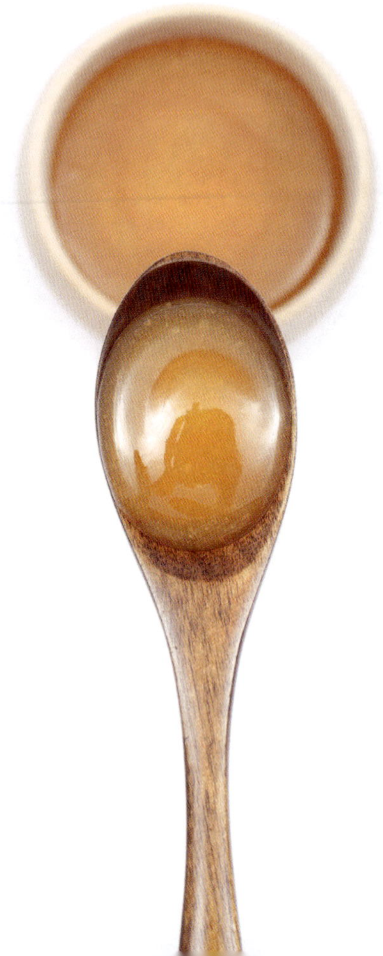

„An apple a day keeps the doctor away", oder wie ich alter Westfale es übersetzen würde: „'N Appel am Tach hält den Doktor in Schach". Mit anderen Worten: Gesunde Ernährung spart Medizin. Wer auch immer diese Aussage seinerzeit geprägt hat, heute wäre er längst vielfach abgemahnt und wegen Heilaussagen über Nahrungsmittel verklagt worden.

Ganz ähnlich würde es sicher Hippokrates, dem Begründer der modernen Medizin, ergehen, der für den hippokratischen Eid Pate stand, der in abgewandelter Form heute noch als Medizinerethos gilt. Er soll unter anderem Folgendes geäußert haben:

„Lass die Nahrung deine Medizin sein und Medizin deine Nahrung!"

Dem schließe ich mich gerne an und erkläre voller Überzeugung, dass Sie mit HONIG ein

Heilmittel
Ohne
Nebenwirkungen
Immer
Griffbereit

haben.

Bücher zum Thema habe ich bereits mehrfach und recht ausführlich geschrieben. Warum verfasse ich nun auch noch zusätzlich diesen handlichen Ratgeber?

Zum einen sind mittlerweile Abhandlungen zum Manuka-Honig auf dem Markt, die wie willkürlich zusammengetragene Informationsfetzen aus dem Internet anmuten, deren Wahrheitsgehalt nicht wirklich überprüft wurde. Da werden gerne die Maori zitiert, die angeblich schon seit Jahrhunderten den Manuka-Honig nutzen, obwohl es erst seit Mitte des 19. Jahrhunderts überhaupt Honigbienen in Neuseeland gibt.

Die ersten Siedler Neuseelands nutzen die Manukapflanze – insbesondere Blätter, Wurzel, Rinde und Holz – sicher bereits seit ihrer frühen Besiedelung der Inseln, Imkern kam jedoch für manche von ihnen erst in der Neuzeit hinzu.

Auch wird einerseits maßlos von dem „Wundermittel" Manuka-Honig geschwärmt, andererseits jedoch nur zur Anwendung bei Bagatellverletzungen geraten und vor der Verwendung von Speisehonig und allgegenwärtigen Fälschungen gewarnt. Dabei eignet sich insbesondere Manuka-Speisehonig sehr wohl zur Behandlung größerer, auch chronischer Wunden, wie es durch unzählige Erfahrungen und nicht zuletzt durch seinen jahrelangen erfolgreichen Einsatz an der Klinik Havelhöhe in Berlin dokumentiert ist. Dabei soll es noch nie zu Komplikationen gekommen sein.

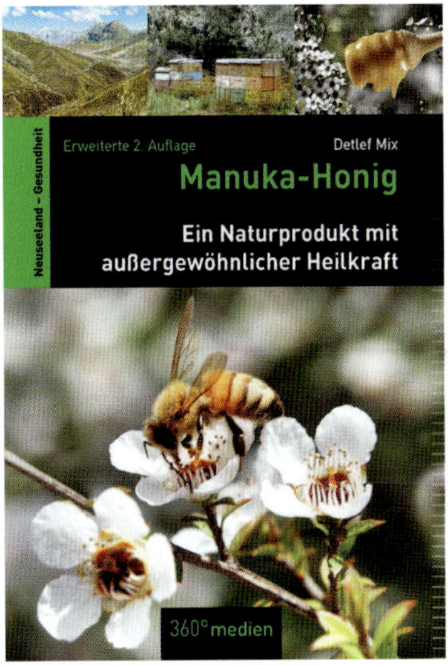

Das Manuka-Honig-Standardwerk von Detlef Mix in der zweiten Auflage

Mit diesem Ratgeber möchte ich Ihnen praktische Anleitungen und dazu passende Erfahrungen zur Verfügung stellen. Die einzelnen Kapitel beschäftigen sich mit den vielseitigen innerlichen und äußerlichen Anwendungsmöglichkeiten und wie Sie diese durch entsprechende Maßnahmen bewusst wirkungsvoll gestalten können. Anwendungstipps und Erfahrungsberichte sind jeweils besonders gekennzeichnet. Anwendungen von A-Z, wichtige Orientierungshilfen zur Qualitätsprüfung und Fälschungssicherheit sowie eine Auswahl von Rezepten runden diesen Ratgeber ab. Doch zunächst wenden wir uns der Nektarquelle des Manuka-Honigs zu, dem Manukastrauch.

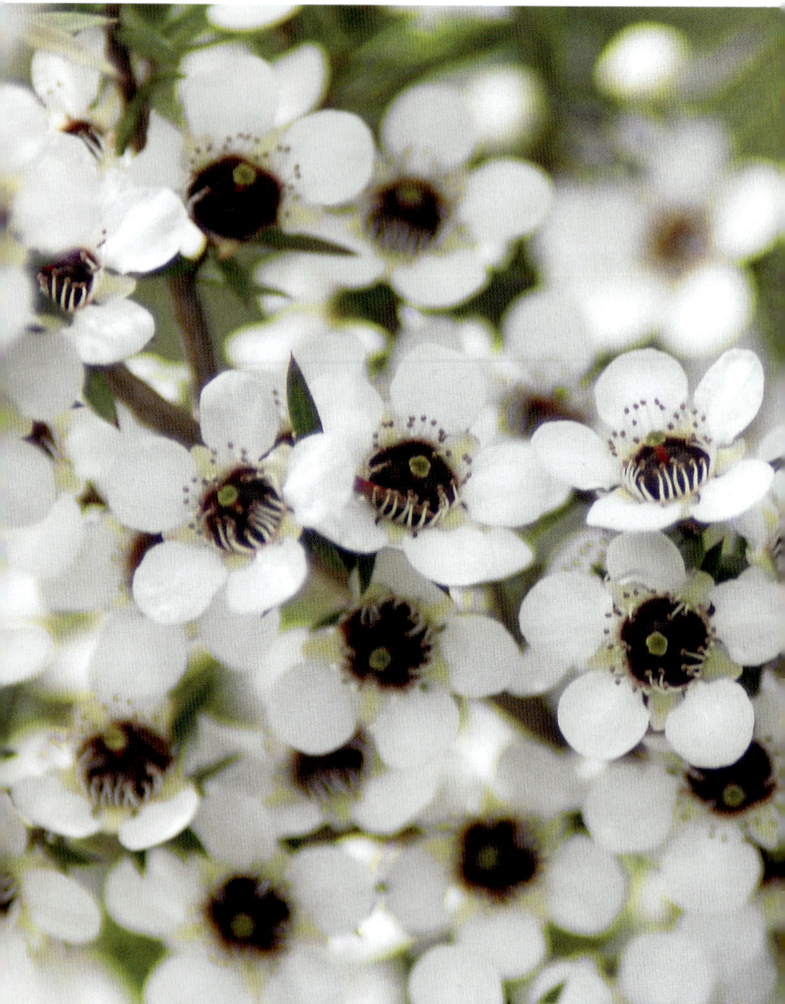

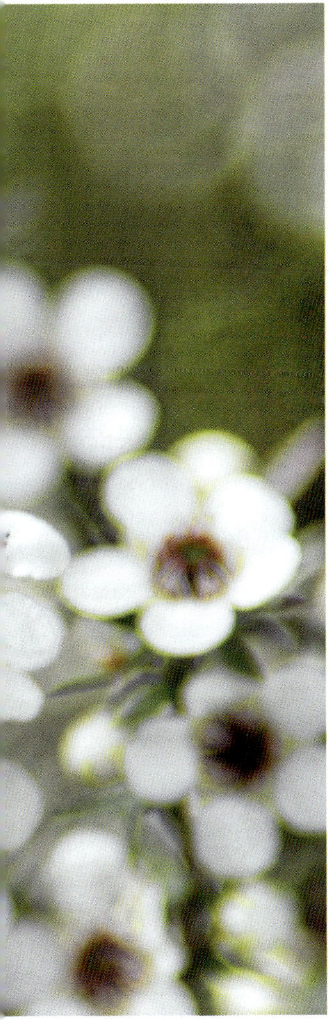

EINE BESONDERE PFLANZE FÜR EINEN AUSSER-GEWÖHNLICHEN HONIG

EINE BESONDERE PFLANZE FÜR EINEN AUSSERGEWÖHNLICHEN HONIG

Manuka ist der Name, den die Maori der Südseemyrte gegeben haben. Seine Bedeutung ist leider nicht überliefert. Vielleicht bedeutet er jedoch so etwas wie „Baum von dem **M**an **a**lles **nu**tzen **ka**nn" wie es ja von den Maori praktiziert wurde. James Cook, der Entdecker, schaute sich manches von den neuseeländischen Ureinwohnern ab und nannte das Gewächs kurzerhand Tea Tree (Teebaum), weil sich aus seinen Blättern ein vorzüglicher Ersatz für seinen gewohnten Ceylon Tee zubereiten ließ. Botaniker indes klassifizierten die Pflanze als Myrtengewächs und gaben ihr den Namen Leptospermum scoparium, wobei Leptospermum den Stamm innerhalb der Myrtenfamilie bezeichnet, zu dem noch viele andere Mitglieder zählen. Scoparium beschreibt die charakteristische Wuchsform, denn es bedeutet besenartig. Sie kann zwar, wenn man sie lässt, zum mannshohen Strauch oder gar zu einem bis zu 15 Meter hohen Baum heranwachsen, meistens aber zeigt sie sich als robustes Gestrüpp, das von Brachflächen schnell Besitz ergreift. Außer in ganz Neuseeland kommt Manuka nur noch in Südaustralien größtenteils als unbelasteter Wildwuchs vor. Diese Pionierpflanze wurde lange von den Farmern bekämpft und von Imkern gemieden.

Die ablehnende Haltung gegenüber dieser vielseitigen Pflanze änderte sich zunächst allmählich Anfang der 1990er-Jahre und kehrte sich in den 2000ern ins absolut positive Gegenteil. Tee und ätherisches Öl aus den Blättern sind nach wie vor geschätzt, die Nachfrage nach Manuka-Honig jedoch verstärkte sich explosionsartig, nachdem Prof. Peter Molan seine Forschungsergebnisse veröffentlicht hatte, die diesem bis dahin geschmähten Honig eine außergewöhnlich starke antimikrobielle Wirkung bescheinigten.

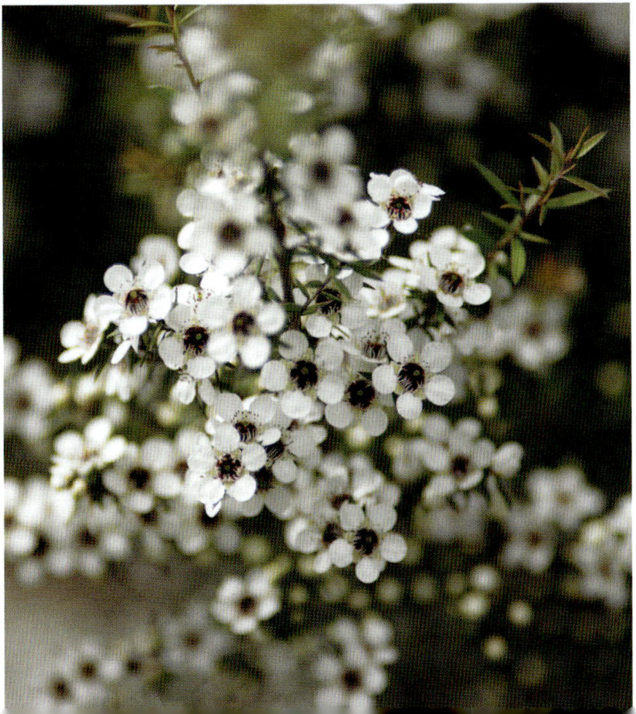

Manuka-Honig ist demnach ein besonderer Blütenhonig aus dem Nektar der Manukapflanze. Er enthält neben den vielen gesundheitlich wertvollen Inhaltsstoffen, die jeder Honig in unterschiedlichen Zusammensetzungen aufweist, einen besonderen, antimikrobiell wirksamen Stoff, den man lange Zeit nur als den „Unique Manuka Factor" (UMF) – also einzigartigen Manukafaktor – kannte.

Seit seiner Identifizierung im Jahr 2006 durch Lebensmittelchemiker der TU Dresden um Prof. Dr. Dr. Thomas Henle weiß man, dass es sich dabei um das Zuckerabbauprodukt Methylglyoxal (MGO) handelt. Dieses entsteht allerdings erst während der Honigreifung in den Waben und in den ersten Wochen und Monaten der Lagerung aus der Vorstufe Dihydroxyaceton (DHA). Natürlicherseits kommt DHA / DHAP (Dihydroxyacetonphospat) in wechselnden Konzentrationen im Nektar vor, der von den Bienen vorbehandelt in die Waben eingetragen wird. Nur etwa ein Drittel des DHA wird zu MGO abgebaut. Hieraus ergeben sich die diversen Wirkstärken und entsprechenden MGO-Kennzeichnungen des Manuka-Honigs.

Da ein Naturprodukt nicht standardisierbar ist, versucht man durch Mischung unterschiedlicher Stärken eine relativ gleichbleibende MGO-Qualität zu erreichen, wobei

INFO

UMF = Unique Manuka Factor (einzigartiger Manukafaktor) bezeichnet eigentlich die Wirkung, MGO = Methylglyoxal dagegen den Wirkstoff. UMF braucht einen Vergleichswert zu einem bekannten antibakteriellen Wirkstoff. Manuka-Honig, der eine antibakterielle Wirkung wie eine 10%ige Phenollösung erbringt, erhält die Kennzeichnung UMF10+. Die MGO-Auslobung bezieht sich auf den tatsächlichen Methylglyoxalgehalt in Milligramm pro Kilogramm Honig.

die angegebenen Wirkstärken oft mit einem Pluszeichen versehen werden, um anzuzeigen, dass der angegebene Mindestwert in aller Regel sogar übertroffen wird. Ein MGO100+ enthält demnach mindestens 100 Milligramm Methylglyoxal pro Kilogramm Honig.

Echten in Neuseeland hergestellten und dort verpackten Manuka-Honig erkennen Sie an der MGO-Kennzeichnung und dem Silberfarn als Symbol. Manche Hersteller verwenden statt der MGO-Kennzeichnung noch den alten Begriff UMF. Näheres dazu finden Sie im Kapitel „Zu guter Letzt" ab. S. 118.

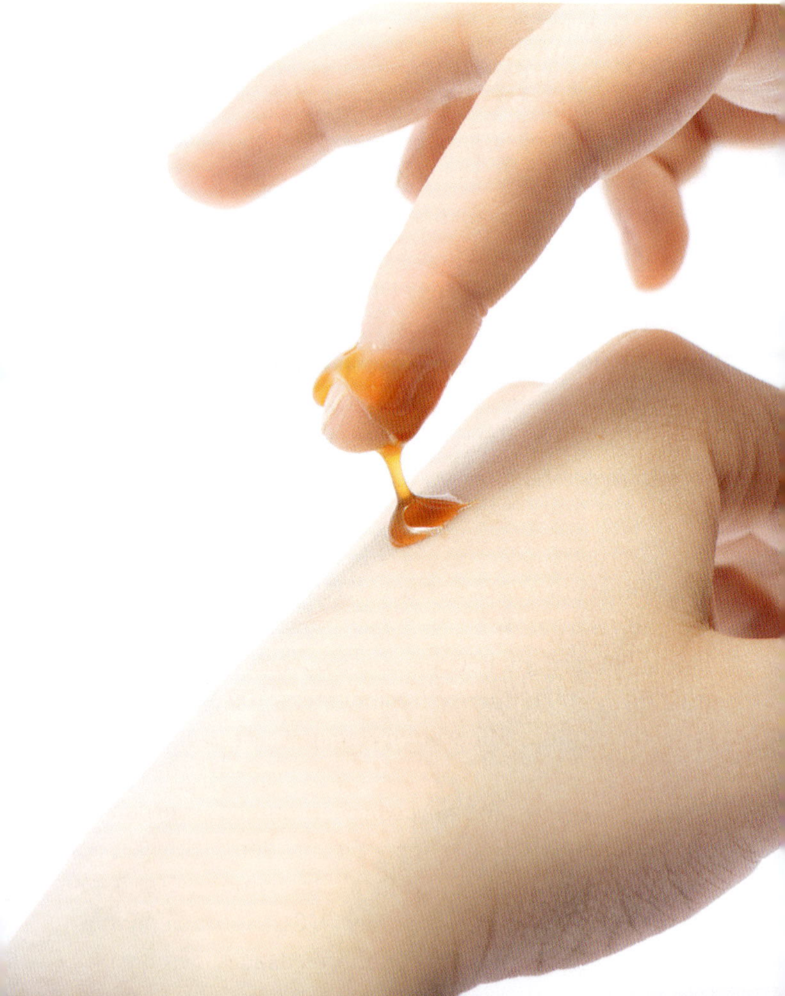

MANUKA-HONIG IN ALLER MUNDE UND IN ALLER WUNDE

MANUKA-HONIG IN ALLER MUNDE UND IN ALLER WUNDE

So lautet das Motto, das die vielseitigen Einsatzmöglichkeiten von aktivem Manuka-Honig sehr gut umschreibt. Es ist auch der Titel eines Vortrags, den ich bereits viele Male vor Fachpersonal und interessierten Laien gehalten habe.

Bevor Alexander Fleming 1928 eher zufällig das Penicillin entdeckte, war Honig schon lange ein Mittel, welches in der Medizin mit größter Selbstverständlichkeit eingesetzt wurde.

Noch in den Feldlazaretten des Ersten Weltkriegs wurden nicht etwa nur kleine Schrammen, sondern vielmehr schwerste Verwundungen und Amputationen mit einer Honig-Lebertran-Mischung versorgt. Dies geriet mit dem standardmäßigen Einsatz diverser Antibiotika schließlich völlig in Vergessenheit. Bereits in seiner Nobelpreisrede 1945 warnte Fleming vor der Gefahr einer Resistenzbildung gegen Penicillin.

Heute ist die Bedrohung durch multiresistente Keime äußerst real, und die Situation spitzt sich weltweit dramatisch zu. Doch in den letzten drei Jahrzehnten erlebt Honig eine Renaissance als Hoffnungsträger.

Besonders Manuka-Honig konnte schon oft seine enorme Wirkung gegenüber einer Vielzahl antibiotikaresistenter Bakterien unter Beweis stellen.

Eine Resistenzbildung gegenüber Manuka-Honig konnte bislang, trotz intensiver Bemühungen, nicht nachgewiesen werden. Im Gegenteil, bei entsprechenden Studien in Sydney wurde beobachtet, dass der Honig bereits resistente Keime wieder empfindlich gegenüber Antibiotika zu machen vermag.

Einige Betroffene stellten mir die Frage, ob sie den Manuka-Honig auch während einer Antibiotika- oder Chemotherapie nehmen dürften. Wenn Sie auf derartige Behandlungsverfahren nicht verzichten wollen, so seien Sie versichert, dass Manuka-Honig die gewünschte Hauptwirkung dieser Mittel nicht behindert, sondern eher verstärkt, ungewollte Nebenwirkungen jedoch deutlich abmildert.

Anwendungen mit Verstand und Gefühl

Umfassende Anatomie-Kenntnisse benötigen Sie nicht, ein gutes Körpergefühl ist jedoch in jedem Fall hilfreich, wenn Sie Manuka-Honig möglichst effektiv anwenden wollen. Für viele Menschen ist dieser Honig vor allem eins: „auch preislich durchaus sehr intensiv", wie Prof. Henle es in einem Interview ausdrückte. Dies liegt sicher auch an der aufwendigeren Extraktionsmethode aufgrund seiner eigenwilligen Fließeigenschaft. Manuka-Honig lässt sich nicht wie anderer Honig schleudern. Zudem wird er auf besondere Art cremig gerührt, was ihm für lange Zeit eine geschmeidige Konsistenz verleiht.

Weiterhin tragen die kurze Blütezeit, die aufwendige Imkerei in abgelegenen Gegenden und die weltweit ständig steigende Nachfrage zu seinem ungewöhnlich hohen Preis bei. Deshalb ist es gut zu wissen, dass man mit der Auswahl der angemessenen Wirkstärke, dem bereits erläuterten MGO-Wert (siehe S. 16), die Kosten regulieren kann.

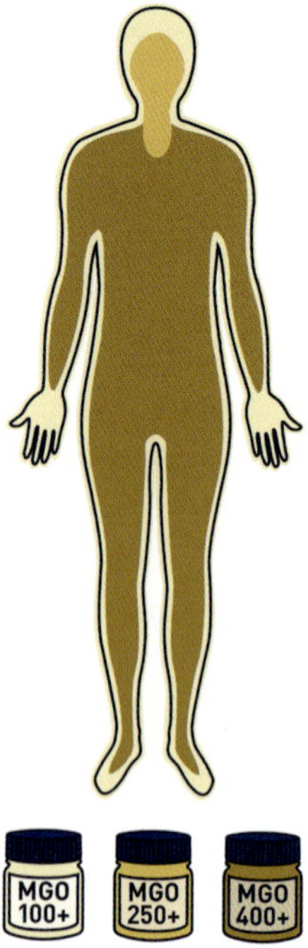

Als Faustregel gilt dabei: Je weiter Sie ins Körperinnere vordringen und demzufolge mit zunehmender Verdünnung rechnen müssen, desto stärker sollten Sie den Honig wählen. Im Umkehrschluss heißt das aber auch: Je klarer das Zielgebiet umschrieben werden kann und je kürzer der Weg dorthin ist, desto niedriger können Sie den MGO-Wert wählen.

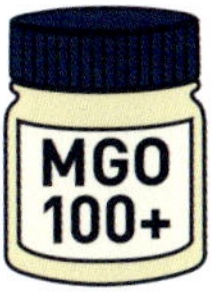

Eine äußerliche Wunde können Sie gar nicht verfehlen. Honig direkt in die Wunde bzw. auf eine passende Kompresse geben und verbinden. Dazu, sowie für jede äußere Anwendung, reicht ein **MGO100+**. Im Mund-, Nasen-, Rachenraum wäre ein **MGO250+** Mittel der Wahl, da hier mit Verdünnung durch Speichel und Schleimhautsekrete zu rechnen ist. Für tiefe innere Anwendungen – Magen, Darm, Blase etc. – sollten Sie einen **MGO400+** oder stärker wählen.

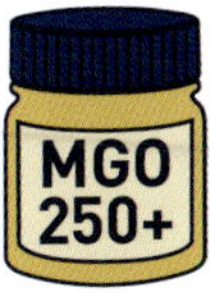

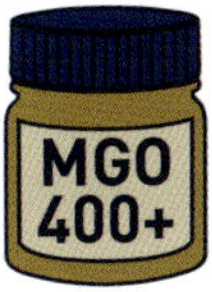

Es gibt einige Forschungen, die von einer Honigwirkung ausgehen, die über den direkten Oberflächen-Kontakt mit dem Erreger oder dem Entzündungsherd hinausgeht. Ihr Bestreben sollte jedoch nach wie vor sein, den Honig direkt an den Ort des Geschehens zu bringen sowie dafür zu sorgen, dass er dort möglichst lange und nachhaltig wirken kann.

Ein Eindringen der Honigwirkstoffe in ein Bakterium oder das Auflösen seiner Schutzhüllen werden in erster Linie dadurch möglich, dass es zur Berührung der Keime mit dem Honig kommt. Dazu leisten Sie als Anwender einen bedeutenden Beitrag. Der Honig entfaltet sicher eine gewisse Wirkung, auch wenn Sie ihn wie ein beliebiges Medikament einfach dreimal täglich „einnehmen". Das bringt wahrscheinlich eine Stimulanz Ihrer Abwehrkräfte mit sich und ließe sich auch mit angenehmen kulinarischen Genüssen verbinden. Anregungen dazu finden Sie im Rezeptteil ab S. 104. Wenn Sie allerdings ein akutes oder chronisches Problem im Körper unmittelbar angehen wollen, dann sollten Sie versuchen, sich vorzustellen, wie der Honig dorthin gelangt, wo Sie ihn haben wollen.

Wie kann ich zum Beispiel durch entsprechende Kopfhaltung sicherstellen, dass bei einer Nasenspülung mit einer Manuka-Honig-Lösung diese möglichst in jeden Winkel der Nebenhöhlen gelangt und nicht sofort wieder hinausläuft? Wie kann ich die Gesetze der Schwerkraft nutzen, um meine Magen-, Rachen- oder Speiseröhrenschleimhaut mit einem Honigfilm zu überziehen? Da wäre die langsame, aber kontinuierliche Passage kleiner Honigmengen, vielleicht sogar im Liegen, sicher effektiver als das bloße Herunterschlucken eines Teelöffels Manuka-Honig zwei- bis dreimal am Tag. Eine klassische Rollkur (siehe Anwendung Magen-Darm) mit Manuka-Honig hilft beispielsweise, eine Magenschleimhaut-Entzündung durch Helicobacter pylori zu bekämpfen, ohne dass einzelne Keime sich in Bereiche verziehen können, in denen der Honig sie nicht erreicht.

Klotzen statt kleckern

Die Empfehlung, mindestens morgens und abends einen Teelöffel Honig zu verwenden, ist meines Erachtens unserem Hang zur Sparsamkeit geschuldet. Ob es jedoch sinnvoll ist, eine Behandlung unnötig in die Länge zu ziehen, weil man den kostbaren Stoff allzu vorsichtig dosiert, erscheint mir mehr als fraglich. Wenn Ihr Haus brennt, wird es wahrscheinlich Ihre geringste Sorge sein, Wasser zu sparen.

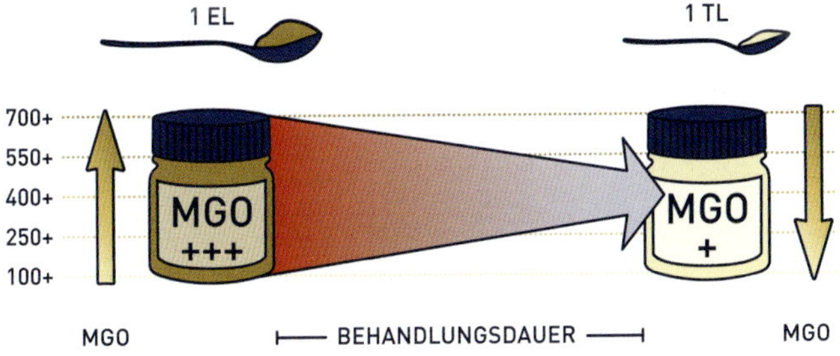

Zu Beginn der Anwendung, besonders bei heftigen Infektionen und Entzündungen, wäre eine großzügigere Mengenbemessung, etwa ein Esslöffel voll, sowie die Wahl einer höheren MGO-Stärke empfehlenswert. Nach spürbarer Besserung der Symptomatik kann man dann beides herunterfahren, sollte die Einnahme aber solange fortsetzen, bis die Erkrankung endgültig überstanden ist.

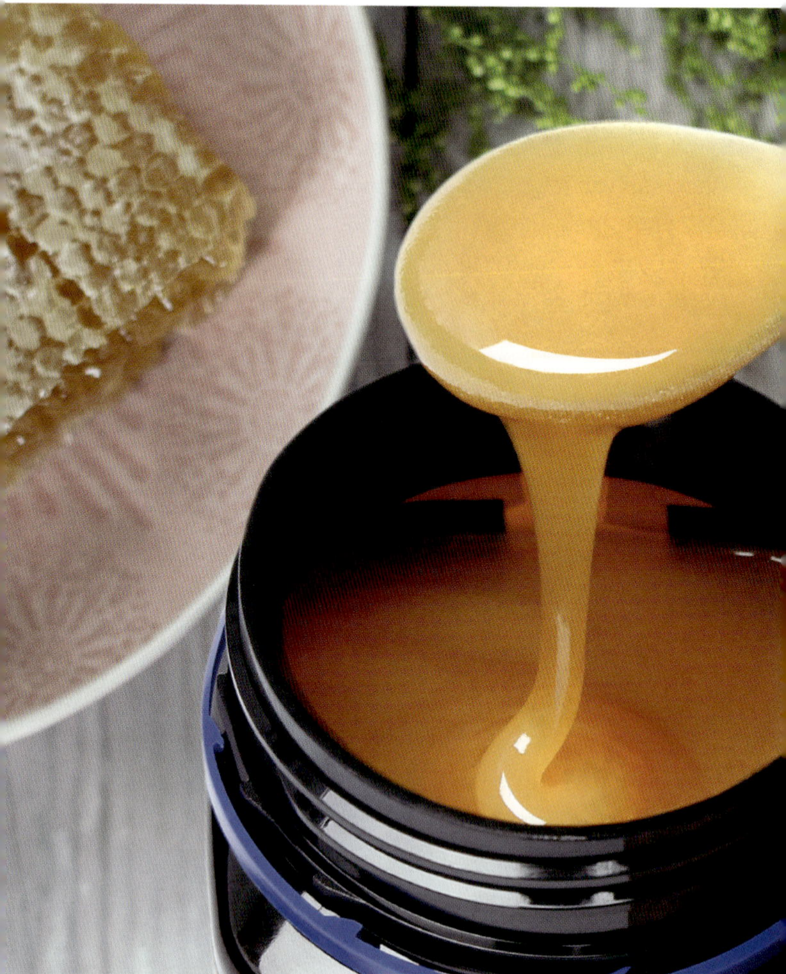

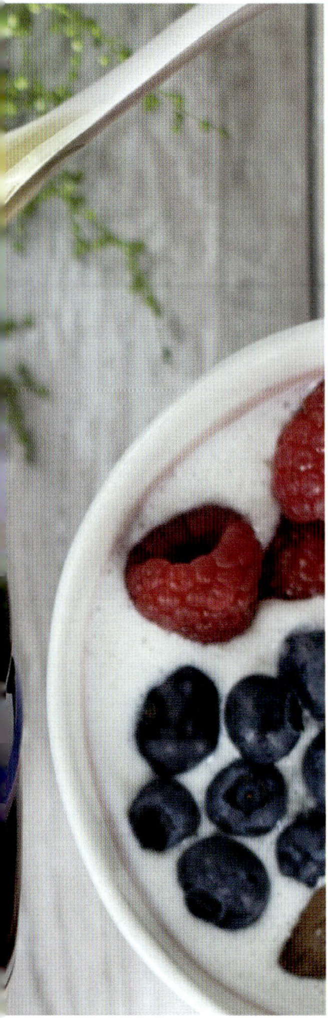

INNERLICH – MANUKA-HONIG IN ALLER MUNDE

INNERLICH – MANUKA-HONIG IN ALLER MUNDE

Mundhöhle

Manuka-Honig kann zwischen Freund und Feind unterscheiden, wirkt also selektiv antibiotisch. Krankmachende Keime werden konsequent eliminiert, während gesund erhaltende Bakterien – unsere physiologische Mund- und Darmflora – nicht nur geschont, sondern regelrecht gefördert werden. Somit ist er auch hervorragend zur Behandlung von Infektionen und Entzündungen im Mund geeignet. Dabei spielt es zunächst keine Rolle, ob es sich um eine bakterielle, virale oder eine Pilzinfektion handelt. Ein gründliches Ausspülen des Mundes, bevor Sie den Honig anwenden, ist durchaus eine vernünftige Maßnahme, eine mechanische Reinigung der Zähne eher nicht.

Sie können nun einen Manuka-Honig MGO250+ entweder direkt auf die infizierten und entzündeten Bereiche oder Stellen auftragen, zum Beispiel auf Aphthen (schmerzhafte bläschenförmige Schädigungen der Mundschleimhaut). Benutzen Sie dazu Ihren sauberen Finger. Natürlich können Sie auch einen Teelöffel des Honigs in den Mund nehmen und ihn so lange wie möglich dortbehalten.

Die osmotische Eigenschaft des Honigs – der enthaltene Zucker zieht Wasser – wird zunehmend zur Speichelbildung beitragen. Die dadurch entstehende Honiglösung halten Sie möglichst im Bereich der Entzündung. Falls der gesamte Mundraum betroffen ist, ziehen Sie die Honiglösung durch die Zähne und benetzen damit die ganze Mundschleimhaut. Irgendwann wird schließlich der Punkt erreicht sein, an dem Ihr Mund so voll ist, dass Sie dem Schluckreiz nicht mehr widerstehen können. Selbst jetzt sollten Sie den Honigspeichel weder ausspucken noch eilig herunterschlucken. Stattdessen lassen Sie ihn langsam, in kleinen Portionen, den Rachen hinunterrinnen.

ERFAHRUNGSBERICHT

Eine Frau aus Österreich schrieb mir, dass sie, während sie eigentlich ihre häufig wiederkehrenden Blasenentzündungen mit Manuka-Honig erfolgreich behandelte, gleichzeitig ihr lästiges Zahnfleischbluten loswurde, welches sie seit sieben Jahren plagte. Das erreichte sie dadurch, dass sie den Honig nicht einfach herunterschluckte, sondern vorher, wie oben beschrieben, lange im Mund behielt.

Frei nach dem Motto „Der Weg ist das Ziel" können Sie also schon einiges auf der Strecke mitbehandeln, auch wenn der eigentliche Bestimmungsort Ihrer Anwendung weiter im Inneren Ihres Körpers liegt.

Da eine Vielzahl unterschiedlichster Mikroben empfindlich auf Manuka-Honig reagiert, bedarf es auch keiner spezifischen Bestimmung des Erregertyps, wie es vor der Einnahme von Antibiotika wünschenswert wäre. Auch die durch mikrobielle Infektionen verursachten Entzündungen der Mundschleimhaut (Stomatitis) können unspezifisch mit dem Honig behandelt werden.

Das trifft zudem auf Zahnfleischentzündung (Gingivitis) und Parodontitis (Entzündung des Zahnhalteapparats/ Zahnbetts) zu. Dem Honig ist es relativ egal, welche Erreger dafür verantwortlich sind. Sie sollten ihm jedoch den direkten Kontakt zu ihnen ermöglichen. Bringen Sie Manuka-Honig also in die unmittelbare Umgebung der Infektion und sorgen Sie dafür, dass er dort ausgiebig verweilen kann.

Nase und Nasennebenhöhlen

Unsere Versorgung mit lebensnotwendiger Atemluft sollte vorzugsweise über unsere Nase erfolgen. Im Gegensatz zur Mundatmung bietet die Nasenatmung ent-

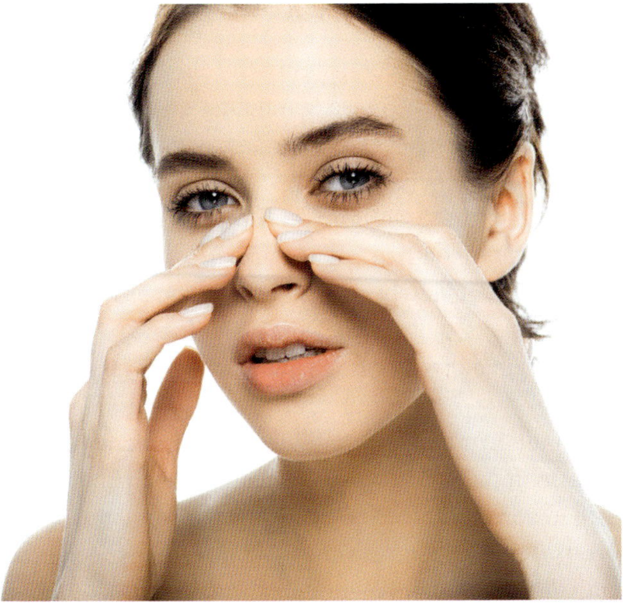

scheidende Vorzüge. Die Luft wird in der Nase gefiltert und erwärmt. Manche gasförmigen Gefahren können wir riechen, bevor wir Schaden nehmen.

Häufig ist dieses ausgeklügelte Belüftungssystem jedoch gestört. Einen harmlosen Schnupfen (Rhinitis) hat wohl jeder schon gehabt. Dabei sind, meistens aufgrund eines Virusinfekts, die Nasenschleimhäute gereizt, entzündet, geschwollen und die Schleimproduktion läuft auf Hochtouren.

Einbringen mit dem Finger

Wer nun Manuka-Honig direkt in die Nase einbringt, kann diese lästige Beeinträchtigung seines Wohlbefindens in der Regel rasch beenden oder zumindest erträglicher machen. Ziehen Sie warmes Wasser durch die Nase und schnäuzen Sie sich anschließend gründlich. Danach nehmen Sie Manuka-Honig MGO250+ auf den kleinen Finger, bringen ihn tief in beide Nasenlöcher ein und ziehen ihn hoch. Durch ein Zuhalten der Nase können Sie den Honig noch gleichmäßiger verteilen.

Wenn die Symptome jedoch über Wochen oder gar Monate anhalten und sowohl Infektion als auch Entzündung sich in den umliegenden Kavernen (Nasennebenhöhlen) breitmachen, dann sprechen wir von einer chronischen Nasennebenhöhlenentzündung (Rhinosinusitis).

Nun haben wir es nicht mehr nur mit einem viralen Infekt zu tun, sondern mit Bakterien, die sich gern in das von Viren gemachte Bett begeben. Dort kuscheln sie sich in einen schleimigen Biofilm, in den Antibiotika weder von innen noch von außen eindringen können. Von diesen tückischen Schmarotzern haben viele Betroffene schon lange die Nase voll. Hoffnung auf Erleichterung und schließlich endgültige Befreiung kommt aus Forschungslaboren in Kanada und Australien. Dort fand man heraus, dass Manuka-Honig in der Lage ist, solche

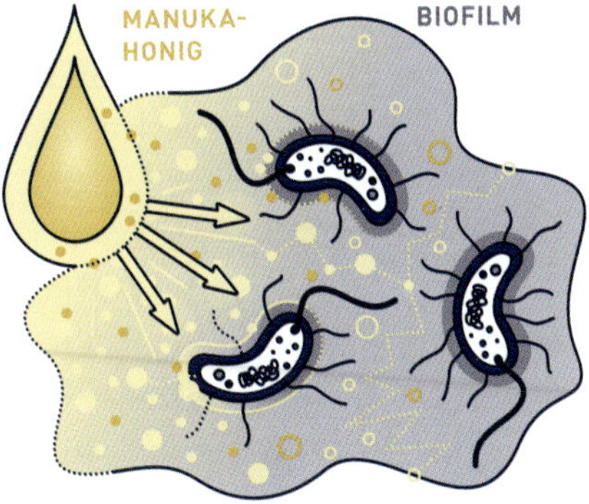

Biofilmfestungen einzunehmen. Honigwirkstoffe brechen die Schleimhülle auf, verhindern die Kommunikation und die Zellteilung der Bakterien, wonach jede für sich den antimikrobiellen Wirkstoffen des Honigs erliegt. Sie haben auch keine Chance, Resistenzen gegen den Honig zu entwickeln, zumal es sich um einen sehr komplexen, synergistischen Wirkstoffcocktail und nicht um einen Einzelstoff – wie bei Antibiotika – handelt.

Einbringen mit Wattestäbchen

Selbstverständlich können Sie den Honig auch mittels normaler Wattestäbchen in die Nase einbringen, wobei allerdings immer ein Teil des kostbaren Stoffs in der Watte verbleibt. Die intra- bzw. endonasale Reflextherapie habe ich schon mit extralangen Wattestäbchen, mit denen man tief in die Nebenhöhlen gelangen kann, und einem Gemisch aus Manuka-Honig und Manukaöl probiert. Die Methode kann sehr effektiv sein, jedoch ist dazu die Konsultation von medizinischem Fachpersonal zu empfehlen!

ANWENDUNGSTIPP

Für effektive Nasenspülungen mit Manuka-Honig brauchen Sie, neben einem inneren Orientierungssinn, nur ein wenig Übung. Bevor Sie mit der kostbaren Honigmischung Ihre Nase fluten, sollten Sie mit lauwarmem, leicht gesalzenem Wasser eine Grundreinigung vornehmen. Mit Wasser können Sie auch vorab etwas üben, wie Sie am besten die Honiglösung in die Nase einlaufen, gut verteilen und möglichst lange verweilen lassen. Dazu ein Nasenloch zuhalten und durch Justieren der Kopfhaltung die gewünschte Wirkung erzielen. Probieren Sie es zunächst mit einem Teelöffel Manuka-Honig MGO100+ auf ein Glas (ca. 150 ml) warmes Wasser. Mit einer handelsüblichen Nasendusche können Sie die Mischung relativ bequem und reguliert einbringen. Entzündete und wunde Schleimhäute können anfangs mit Schmerzen reagieren. Das ist unangenehm, sollte jedoch deutlich nachlassen, sobald die antientzündlichen Wirkstoffe des Honigs die wunden Stellen besänftigt haben. Danach können Sie die Konzentration der Lösung und den MGO-Wert auf 250+ steigern.

Inhalation

Eine weitere Möglichkeit, den Honig in jeden Winkel der Nasennebenhöhlen zu bringen, ist die Inhalation. Dazu könnten Sie einen Ultraschall-Vernebler mit entsprechender Maske benutzen. Der feine Honignebel lässt sich hervorragend einatmen und benetzt dabei gut die Schleimhäute unseres Atemtraktes.

Vielleicht versuchen Sie es jedoch einfach mal mit der guten alten Wasserdampf-Inhalation. Zweimal fünf bis zehn Minuten schaffen Sie das locker, am besten abends vor dem Zubettgehen.

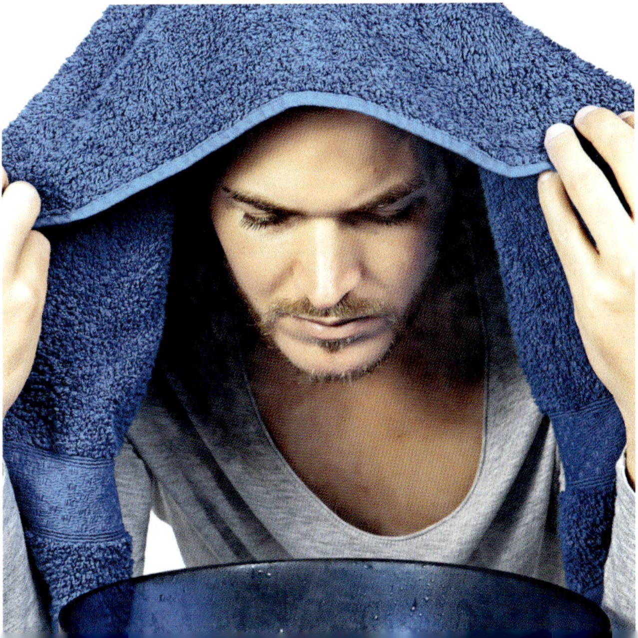

ANWENDUNGSTIPP

Lösen Sie einen gehäuften Teelöffel Manuka-Honig (MGO 250+) in einer kleinen Schüssel mit kochend heißem Wasser auf. Setzen Sie sich bequem davor und bringen Sie Ihren Kopf so nah über den Topf, wie es für Sie erträglich ist.

Über Kopf und Topf sollten Sie ein Handtuch ziehen, sodass möglichst wenig von dem kostbaren Honigdampf nach oben oder zu den Seiten entweichen kann. Das Wichtigste an der ganzen Prozedur ist jedoch das tiefe Inhalieren, möglichst durch die Nase. Mit zunehmender Abkühlung werden Sie sich der Dampfquelle stärker zuneigen.

Mit ein paar Tropfen Manukaöl können Sie die Wirkung noch verstärken. Durch die Inhalation gelangen die Honigwirkstoffe quasi automatisch in den gesamten Atemtrakt, auch in die Lunge, zumindest jedoch in die Bronchien. Unterstützend ist eine begleitende Einnahme des Honigs durchaus empfehlenswert.

ERFAHRUNGSBERICHT

Eine Frau, die lange Jahre unter Allergien und damit einhergehender Atemnot litt (mit Tendenz zur COPD, chronisch obstruktive = beeinträchtigende Lungenerkrankung), berichtete mir begeistert, dass ihr das Inhalieren mit Manuka-Honig schon nach wenigen Anwendungen große Erleichterung verschaffte. Für das abgekühlte Honigwasser fand sie ebenfalls eine sinnvolle Verwendung. Sie gab es ihren Hunden zu trinken, denen es anscheinend auch sehr gut bekam.

Rachen und Atemwege

Wir befinden uns nun nicht mehr in der Nase und ihren Nebenhöhlen, sondern bereits ein Stockwerk tiefer. Einen solchen Etagenwechsel nehmen viele Erreger ohnehin vor. Bei einer ordentlichen Erkältung begnügen Viren und Bakterien sich nicht mit einem kurzen Aufenthalt in unserer Nase. Sie wollen ihre Möglichkeiten auch in anderen Bereichen unseres Körpers austesten und nutzen. Auf ihrer Erkundungstour hinterlassen sie uns entzündete Schleimhäute im Rachen, in der Kehle und schließlich in den Bronchien. Unser Immunsystem reagiert mit Fieber sowie Nies- und Hustenreiz.

Gönnen Sie Ihrem Körper jetzt die volle Unterstützung durch Manuka-Honig. Zusätzlich zur Inhalation lassen Sie immer wieder geringe Mengen des Honigs Ihren Rachen hinabgleiten, sodass sich ein Honigfilm schützend auf die Schleimhäute legt.

INFO

In einigen britischen Kliniken gibt man Krebspatienten Manuka-Honig begleitend zur Chemo- und Strahlentherapie zur Vermeidung bzw. Behandlung der Mukositis (Schleimhautentzündung), die durch solche aggressiven Medikationen üblicherweise als Nebenwirkung auftritt.

Wir erleben die Welt seit Anfang des Jahres 2020 in panischer Angst vor einem bislang unbekannten Erreger. Ich wurde mehrfach gefragt, ob man sich mit Manuka-Honig gegen das Corona-Virus schützen könne. Die bisherigen Beobachtungen lassen den Schluss zu, dass Menschen mit einem starken Immunsystem die Erkrankung relativ rasch und unbeschadet überstehen können. Dazu kann der Honig einen Beitrag leisten. Eine Besonderheit des Virus soll sein, dass es sich nicht erst in der Lunge vermehrt, wo die heftigsten Symptome ausgelöst werden, sondern bereits im oberen Rachenbereich. Dort ist, wie wir wissen, eine direkte Honigbehandlung durchführbar, und ein vorsorgliches Überziehen der Rachenschleimhäute mit einem Honigfilm kann eine Besiedelung durch die gefährlichen Viren verhindern. Manuka-Honig entfaltet seine wohltuende Wirkung allerdings auch unter weit weniger dramatischen Umständen.

Speiseröhre

Dass auch ja kein Krümel unserer Nahrung sich so larynx-pharynx in die Luftröhre (Trachea) verirrt, davor bewahrt uns der Kehldeckel. Er stellt die Weichen: Gasförmiges in die Luftröhre, Festes und Flüssiges in die Speiseröhre. Ganz selten kommt etwas durch den falschen Eingang. Luft im Bauch ist normalerweise nicht so tragisch, doch Essen auf dem Weg zur Lunge ruft augenblicklich alle Rausschmeißer auf den Plan. Wenn wir uns also gelegentlich „ver"-schlucken, reagieren wir stets mit einem heftigen, nicht zu unterdrückenden Hustenanfall, bis der Eindringling wieder nach draußen be-

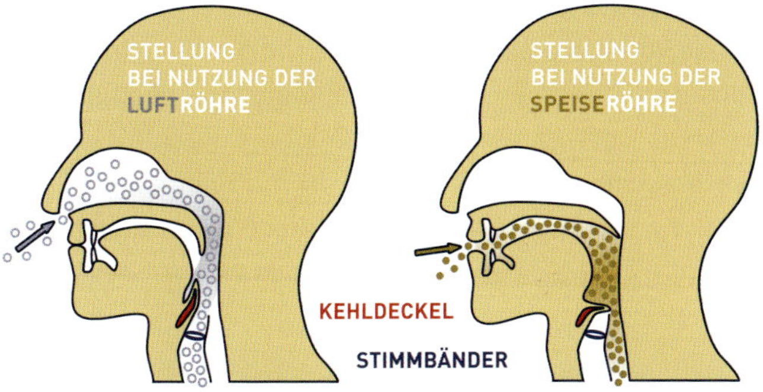

fördert wurde. Kehlkopf und Stimmbänder profitieren in dieser sensiblen Schleuse von der Schmierfunktion des Manuka-Honigs.

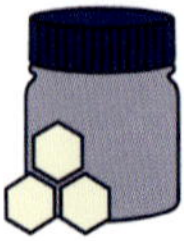

ANWENDUNGSTIPP

Um Kehlkopf und Stimmbänder zu unterstützen, nehmen Sie den Manuka-Honig möglichst morgens nüchtern und im Liegen ein, die Prozedur wiederholen Sie abends. Die Ursache Ihrer Beschwerden sollten Sie unbedingt abklären lassen und ggf. schädigende Stoffe und Gewohnheiten vermeiden.

Unsere Speiseröhre ist da nicht so zart im Nehmen. Sie verzeiht viele Fehler. Zu heiß, zu kalt, zu grob, zu scharf, zu sauer – das schluckt sie alles, ohne zu protestieren oder zu streiken. Doch auch ihre Toleranz kennt Grenzen. Sie entzündet sich an Alkohol- und Medikamentenmissbrauch oder wenn ihr ständig etwas sauer aufstößt. Einige von uns plagt deshalb eine Entzündung der Speiseröhre (Ösophagitis). Im Bereich des Mageneingangs, wenn es dort immer wieder zu einem Rückfluss sauren Mageninhalts kommt, spricht man bei dieser Entzündung von Reflux-Ösophagitis. Auch hier hat sich der heilende Einfluss des Manuka-Honigs vielfach bewährt.

Magen und ...

Das trifft auch auf die nachfolgenden Abschnitte unseres Verdauungstrakts zu. Kulinarische Genüsse verlieren schnell ihren Reiz, wenn sie stets mit einem Reizmagen bzw. Reizdarm enden. Die moderne Medizin bezieht hier gern die Psyche des Patienten in ihre Erklärungsversuche mit ein. Wenn man abwechselnd von Schmerzen, Durchfall und Verstopfung geplagt wird, beruhigt es einen ungemein, wenn diese realen Beschwerden nur seelischen Ursprungs sind. Diese Annahme bestand über lange Zeit ebenfalls bezüglich der chronischen Gastritis (Magenschleimhautentzündung) sowie Magen- und Zwölffingerdarmgeschwüren. Mitte der Achtzigerjahre des vorigen Jahrhunderts wurde jedoch ein Bakterium entdeckt, das eine Strategie gefunden hatte, das ätzend-saure Milieu des Magens zu überstehen: Helicobacter pylori.

Wenn schon Salzsäure sowie das Verdauungsenzym Pepsin diesem Bakterium nichts anhaben können und auch Antibiotika nur eine vorübergehende Wirkung bringen, wie kommt es dann, dass Manuka-Honig Erleichterung und Heilung verschaffen kann? Den Entdeckern des Wirkstoffs Methylglyoxal (MGO) an der TU Dresden ließ diese Frage ebenfalls keine Ruhe. Sie fanden 2017 heraus, dass die Helis sich durch eine Ammoniakhülle vor Säure, Pepsin und anderen Angreifern schützen. Diese bilden sie aus Harnstoff mithilfe des Enzyms Urease.

Nimmt man ihnen nun eine der Komponenten weg, dann verlieren sie die Fähigkeit, sich zu schützen. Dem Team von Prof. Henle gelang es, nachzuweisen, dass insbesondere die im Manuka-Honig enthaltenen Stoffe MGO und DHA als Ureasehemmer fungieren. Ohne ihren Ammoniak-Schutzmantel werden Helicobacter wieder angreifbar durch die Magensäure, durch das Pepsin und natürlich auch durch die antimikrobielle Wirkung des Honigs. Dieses Wissen sollte uns nun veranlassen, durch Helicobacter pylori verursachte Magen- und Darmerkrankungen gar nicht erst mit Antibiotika zu behandeln, die keinen dauerhaften Erfolg versprechen, jedoch unsere Darmflora nachhaltig schädigen. Stattdessen empfiehlt sich Manuka-Honig als Mittel der ersten Wahl. Zur Behandlung mit Manuka-Honig MGO400+ oder höher sollten Sie den Weg des Honigs visualisieren, d. h. ihn sozusagen mit Ihrem inneren Auge verfolgen.

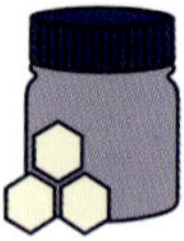

ANWENDUNGSTIPP

Eine bewährte Methode, den Honig über die gesamte Magenschleimhaut zu verteilen und damit die Bakterien in jedem Winkel zu erreichen, ist die klassische Rollkur. Nehmen Sie dazu genügend Manuka-Honig – anfangs lieber den Esslöffel als den Teelöffel – und legen Sie sich hin. Stellen Sie sich vor, wie ein geschlossener

Honigfilm die ganze Magenschleimhaut überzieht, während Sie die physikalischen Voraussetzungen dafür durch ein Drehen Ihres Körpers in alle möglichen Liegepositionen (Bauch, Rücken, rechts, links) schaffen.

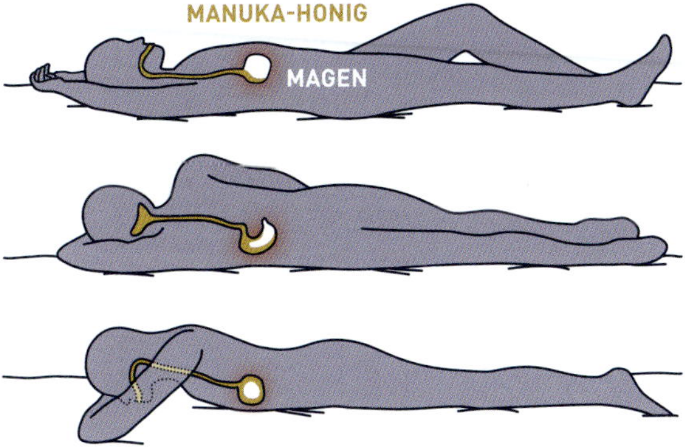

Diese Anwendung ist morgens und nüchtern am wirkungsvollsten und sollte mindestens abends vor dem Einschlafen wiederholt werden. Die abendliche Honigeinnahme kann auch bei Schlafstörungen helfen, da dadurch eine ausreichende Brennstoffversorgung unseres Hirnstoffwechsels gewährleistet wird und unser Gehirn uns nicht durch seine verzweifelten Versuche, an irgendeiner Tankstelle noch Energie zu finden, die halbe Nacht wachhält.

... Darm

Je weiter wir nun in den Darm vordringen, um dort etwaige Beschwerden mit Manuka-Honig zu behandeln, desto weniger lässt sich die Honigwirkung ausschließlich durch das Methylglyoxal erklären.

Die Dresdener Forscher machten auch hierzu eine interessante Entdeckung. MGO wird offensichtlich bereits im Dünndarm verstoffwechselt. Die dabei entstehenden Stoffwechselprodukte – wie etwa Milchsäure – scheinen jedoch ebenfalls eine antimikrobielle und damit insgesamt positive Wirkung auf unsere Darmflora zu haben.

MGO-Stoffwechselprodukte und andere Honiginhaltsstoffe müssen demnach für die antimikrobielle und antientzündliche Wirkung im Dickdarm oder gar in den inneren Organen verantwortlich sein.

Erfahrungsberichte deuten sogar darauf hin, dass man entzündliche Erkrankungen des Dickdarms wie Colitis ulcerosa oder Morbus Crohn mit Manuka-Honig positiv beeinflussen kann. Ein Arzt, der bereits einen OP-Termin wegen einer Entzündung der Ausstülpungen in der Darmwand (Divertikulitis) hatte, sagte diesen ab, weil er das Problem zuvor durch die Einnahme von Manuka-Honig in den Griff bekommen hatte.

ANWENDUNGSTIPP

Auch für den Darm empfiehlt sich die gleiche Vorgehensweise wie bei der Behandlung der Infektionen und Entzündungen im Magen. Mit Abstand zu den Mahlzeiten, am besten wieder morgens nach dem Erwachen und abends vor dem Einschlafen mindestens je einen Teelöffel MGO400+ einnehmen. Um das gesamte Wirkspektrum von Manuka-Honig auch noch im Dickdarm zu nutzen, könnte man die orale Einnahme durch Einläufe mit einer Honiglösung unterstützen. Analog zur bereits beschriebenen Nasenspülung empfiehlt sich auch hier ein Vorwaschgang mit warmem Wasser oder Kamillentee. Danach einen Esslöffel MGO250+ in maximal einem halben Liter warmem Wasser auflösen, mittels Klistier oder Irrigator langsam in den Dickdarm einlaufen lassen und möglichst lange drinnen halten. Die Menge kann selbstverständlich individuell angepasst werden. Bei viel Flüssigkeit verstärkt sich der Druck auf den Schließmuskel natürlich, und wir vermögen die Honiglösung nur kurz einzuhalten.

Innere Organe

Magen und Darm werden streng genommen nicht zu den inneren Organen gezählt. Schließlich handelt es sich beim gesamten Verdauungstrakt um eine Art Rohrleitung, die, bis auf ein paar Ventile und Verschlüsse, im Prinzip oben und unten offen ist. Anders verhält es sich da bei wirklich innen liegenden Organen wie Leber, Nieren, Blase oder Prostata.

Leber

„Die Leber wächst mit ihren Aufgaben" lautet ein humorvoller Buchtitel. Die Aufgaben der größten Drüse unseres Körpers sind vielfältig. Zum einen dient sie als Speicherorgan. So speichert sie beispielsweise Fruchtzucker und setzt ihn bei Bedarf wieder frei. Das ist ein Grund, warum Diabetiker Honig eher vertragen als anderen Zucker. Da die Leber auch ein wichtiges Entgiftungsorgan ist, hält sie uns viele Gifte vom Leib. Ein entscheidender Faktor in der Arzneimittelforschung ist der First-Pass-Effekt, der die Verstoffwechslung oral aufgenommener Substanzen in der Leber umschreibt. Die Wirkung wird dadurch abgeschwächt oder verstärkt, in jedem Fall jedoch beeinflusst. Das muss bei der Dosierung berücksichtigt werden. So ist es eine gute Idee, diesen Effekt auch bei der Dosierung von Manuka-Honig zu berücksichtigen, wenn die Honigwirkstoffe auch noch Ziele nach der Leberpassage erreichen sollen.

ANWENDUNGSTIPP

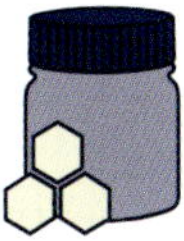

Ein Rezept, das der Leber hilft, sich zu erholen, hat mit zwei Bienenprodukten zu tun: Honig und Blütenpollen. Letztere enthalten alle essentiellen Aminosäuren, also Eiweißbausteine, die unser Körper importieren muss, weil er sie nicht selbst herstellt. Die Leber kann zwar auch hier improvisieren und vorhandenes Material irgendwie umfunktionieren, aber fertig eingeführte Produkte machen es ihr erheblich leichter, ihren sonstigen Aufgaben nachzukommen.

Und so können Sie Ihre Leber unterstützen: Rühren Sie einen Esslöffel Blütenpollen zusammen mit einem Teelöffel Manuka-Honig MGO250+ oder MGO400+ in 150 g Naturjoghurt ein. Geben Sie den Blütenpollen etwa 15 bis 30 Minuten Zeit um aufzuweichen, und rühren Sie alles nochmals kräftig durch.

Diese Kraftmischung können Sie durchaus über mehrere Wochen und sogar Monate einnehmen. Idealerweise ersetzen Sie dadurch einfach Frühstück oder Abendbrot.

Um diesem fantastischen Organ seine Arbeit nicht unnötig schwer zu machen, sollten wir es mit Genussgiften wie etwa Alkohol nur in Maßen belasten. Eine weitere Funktion der Leber ist ihre Fähigkeit, die über die Nahrung aufgenommenen Aminosäuren (Eiweißbausteine) so umzubauen, dass daraus körpereigene Eiweiße entstehen können (Katalyse oder Transaminierung).

Nieren, Blase, Prostata

Im Rahmen dieses Ratgebers kann ich leider nicht auf jeden einzelnen Winkel unseres Körpers und jedes erdenkliche Krankheitsbild eingehen. Das meiste kann man aus anderen Schilderungen ableiten, manches muss man einfach selbst ausprobieren. Viel falsch machen können Sie dabei nicht, außer es erst gar nicht zu versuchen.

ANWENDUNGSTIPP

Zur Behandlung von Nieren-, Blasen- oder Prostataentzündungen können Sie vor allem zwei Strategien der Honiganwendung nutzen: Zum einen die Einnahme des puren Manuka-Honigs MGO400+, zwei- bis dreimal am Tag mindestens einen Teelöffel, den Sie sehr lange im Mund behalten, bevor Sie den Honig herunterschlucken. Das intensive Einspeicheln setzt einerseits bereits die Kohlenhydrat-Verdauung im Mund in Gang, andererseits werden vermutlich wertvolle Inhaltsstoffe des Honigs schon über die Mundschleimhaut aufgenommen, ohne dass sie vorher die saure Magenpassage überstehen müssen.

Zum anderen bietet sich eine Bündelung der Kräfte (Synergie-Effekt) mit Grüntee an. Dazu hat es sich bewährt, 1,5 bis 2 Liter Grünen Tee (idealerweise aus Bio-Anbau) über den Tag verteilt zu trinken, jeweils mit einem Teelöffel Manuka-Honig MGO400+ pro Tasse. Den siedend heiß gebrühten Tee lassen Sie in der Tasse etwas abkühlen, bevor Sie den Honig einrühren. Kochendes Wasser holt mehr aus dem Tee heraus. Manuka-Honig ist nicht so empfindlich wie andere Honige und verträgt durchaus ein Erhitzen über 40° C, jedoch sollten es nicht mehr als 70° C sein. Ein befreundeter Manuka-Händler hat bereits zweimal eine Prostataentzündung (Prostatitis) mit dieser Mischung auskuriert. Dabei ist er nicht gerade sparsam mit dem kostbaren Honig umgegangen.

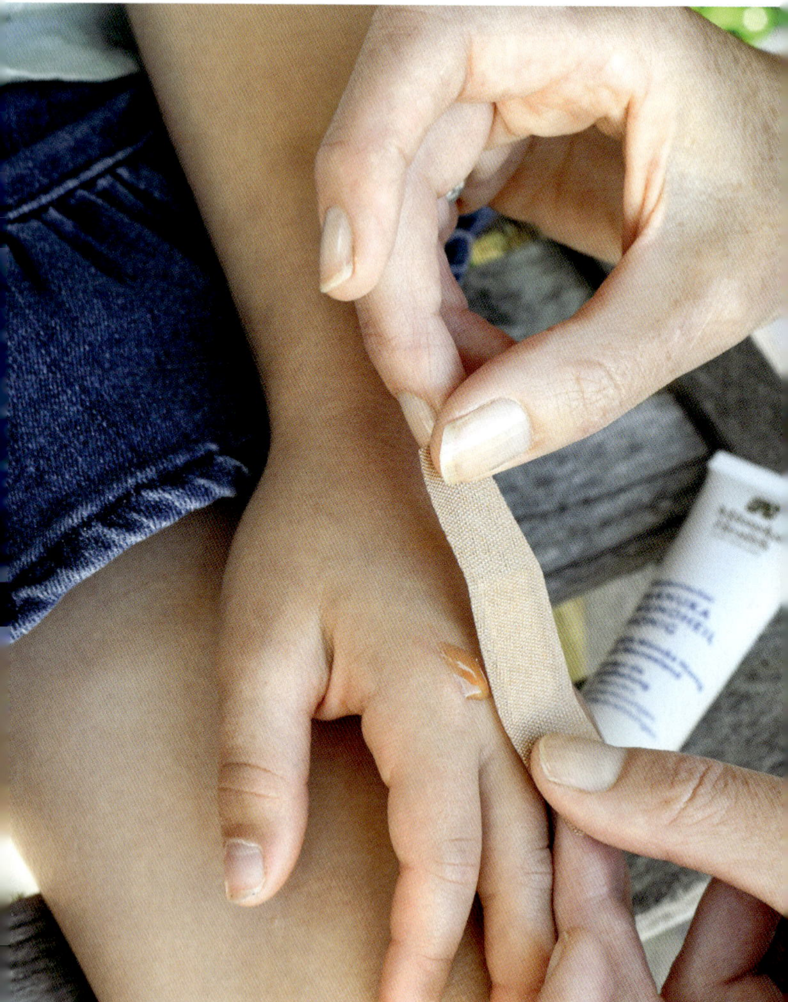

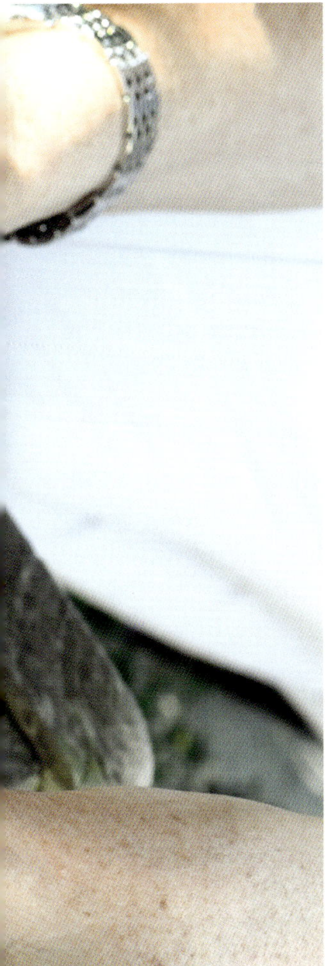

ÄUSSERLICH – MANUKA-HONIG IN ALLER WUNDE

ÄUSSERLICH – MANUKA-HONIG IN ALLER WUNDE

Unsere Haut

Unser größtes Organ, so sagt man, sei unsere Haut. Nun, wenn man alle Höhen und Tiefen ihrer Oberfläche nivelliert, dann ist unsere Darmschleimhaut sicher um einiges größer, unsere Außenhaut jedoch ist unser Sinnesorgan mit den größten Ausmaßen. Es schützt uns vor sehr vielen Gefahren: Hitze, Kälte, schädlichen Keimen.

Unsere Haut trotzt Wind und Wetter, freut sich jedoch auch an erfrischender Kühle, behaglicher Wärme und zärtlicher Berührung. Sie beherbergt ein unvorstellbar großes Heer an Mikroorganismen, die uns größtenteils wohlgesonnen und nützlich sind. Jede Beschädigung dieser Schutzhülle ruft augenblicklich Reparaturmaßnahmen auf den Plan.

Ursächlich kann ein Schaden durch innere oder äußere Einflüsse entstehen. In jedem Fall können wir unseren Körper in seinem Bestreben, den gesunden Normalzustand wiederherzustellen, unter anderem durch den innerlichen und äußerlichen Einsatz von Manuka-Honig unterstützen.

Wunden

Manuka-Honig als Mittel zur Behandlung von Wunden ist weltweit die am häufigsten untersuchte und praktizierte Anwendung dieses kostbaren Naturprodukts. Eine Wunde stellt zudem ein klar definiertes Einsatzgebiet dar, das man gar nicht verfehlen kann.

Besonders in chronisch infizierten Wunden kann der Honig die gesamte Bandbreite seiner heilsamen Wirkung demonstrieren. Dabei spielt es keine Rolle, ob die Keime antibiotikaresistent sind oder nicht. In jedem Fall unterstützt er das Heilungsbestreben des Körpers und seine Abwehrmaßnahmen.

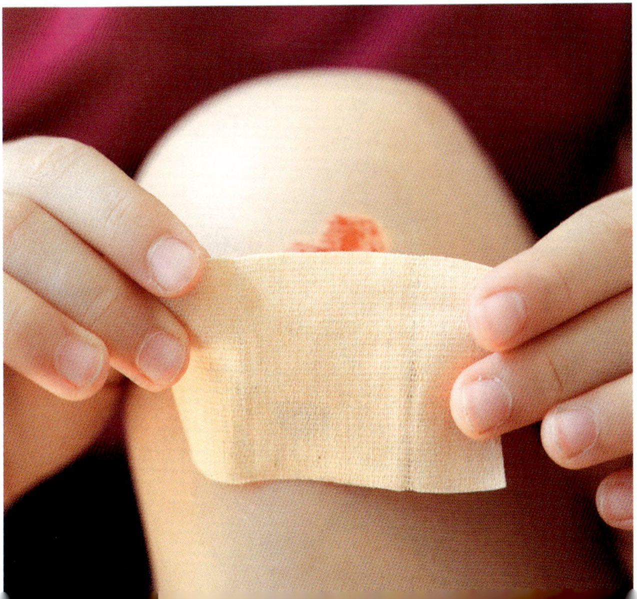

Wie wirkt der Honig auf der Wunde?

Im Folgenden fasst eine klinische Wirkungsbeschreibung die enorme Vielseitigkeit und das Ineinandergreifen der einzelnen Honigwirkungen zusammen:

Osmotisch

Honig zieht Wasser, was auf den hohen Zuckergehalt zurückzuführen ist. Einerseits wird den Bakterien das Wasser entzogen und Ödeme (Wassereinlagerungen) werden aufgelöst, andererseits wird ein feuchtes Wundmilieu erzeugt, welches sowohl den nachwachsenden Epithelzellen (gesunde Zellen der oberen Hautschicht) bei der Bildung gesunden, voll funktionstüchtigen Gewebes als auch den Abwehrzellen bei der Abfallentsorgung aus dem Wundgebiet hilft.

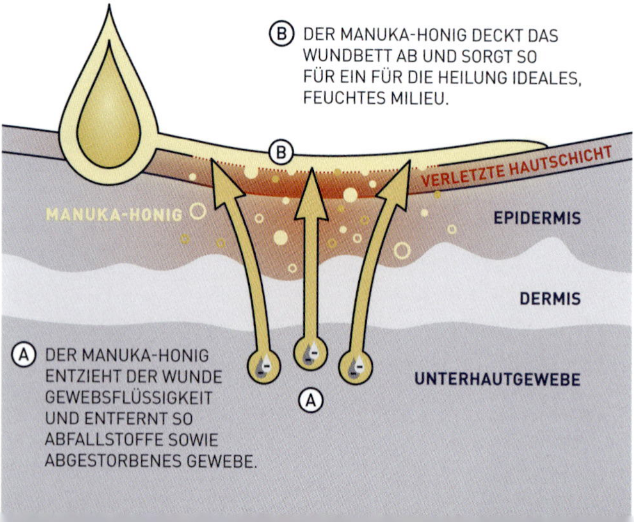

Antimikrobiell

Die Wunde wird steril. Sowohl Bakterien als auch Pilze und Viren verschwinden, selbst wenn sie sich in Biofilmen verschanzen. Dies ist eine Grundvoraussetzung für einen ungestörten Heilungsprozess.

Antientzündlich

Überschießende Immunreaktionen werden besänftigt, sodass auch dadurch der Heilungsprozess nicht behindert wird.

Verklebt nicht mit der Wunde

Verletzungen der Granulationsschicht (junges nachwachsendes Zellgewebe) werden vermieden, ein Verbandswechsel verursacht in der Regel weniger Schmerzen und damit unterbleibt eine Irritation der Wundumgebung.

Immunsystem stimulierend

Zusammen mit der osmotischen Wirkung wird eine gute Wundtoilette und Entsorgung von abgestorbenem, teils übelriechendem Material gewährleistet.

Probiotisch

Das Wundgebiet wird direkt mit Nähr- und Vitalstoffen versorgt und damit wird der Heilungsprozess beschleunigt.

Geringe Keloidbildung (Narbenbildung)

Frisches, völlig normales Epithelgewebe wächst aus der Tiefe und von den Rändern, sodass es nicht nur zu einem oberflächlichen Verschluss der Wunde mittels einer wulstigen Bindegewebsnarbe ohne jede Sinneswahrnehmung kommt.

Hierin zeigt sich eine deutliche Überlegenheit von Manuka-Honig gegenüber vielen der konventionellen Wundmittel, die lediglich Teilaspekte seines umfassenden Wirkspektrums abdecken.

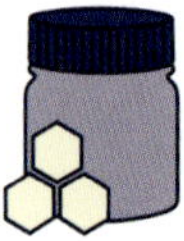

ANWENDUNGSTIPP

Für jede Wundbehandlung reicht normalerweise ein MGO100+. Tragen Sie soviel Honig auf eine für die Wundgröße passende Kompresse auf, dass die Wunde völlig aufgefüllt ist und die Wundränder bedeckt sind.

Geben Sie die Honigseite auf die Wunde und verbinden Sie alles gut. Solange die Wunde stark nässt, muss der Verband eventuell mehrmals täglich gewechselt werden. Später können Sie den Verband ruhig zwei bis drei Tage auf der Wunde belassen.

Ein Verkleben der Wunde mit dem Verbandsmaterial wird stets durch körpereigene Ausscheidungen (Wundwasser, Eiter) verursacht. Daher empfiehlt sich insbesondere zu Beginn ein häufigerer Verbandswechsel als nach der Abbauphase.

Manuka-Honig und das darin enthaltene Methylglyoxal wirkt über einen langen Zeitraum auch unter einem dichten Verband. Lassen Sie ihn nur möglichst nicht völlig eintrocknen.

Ein Mann aus dem Rhein-Main-Gebiet schrieb mir begeistert, dass sich nach mehr als zwei Jahren erfolgloser ärztlicher Bemühungen und insgesamt zwanzig Operationen seine mit einem Hospitalkeim infizierte Hüftoperationsnarbe nach nur vier Wochen Behandlung mit Manuka-Honig endlich geschlossen hatte.

Frische Wunden, sofort mit Manuka-Honig versorgt, infizieren oder entzünden sich erst gar nicht. Die Heilung erfolgt rasch und nachhaltig.

ERFAHRUNGSBERICHT

Einer meiner Freunde zeigt interessierten Menschen gern den Mittelfinger, nicht um sie zu beleidigen, sondern um mit ihnen seine Manuka-Honig-Erfahrung anschaulich zu teilen. Eine herabschnellende Klappe seines Wohnmobils hatte ihm während eines Italienurlaubs die Fingerkuppe derart verletzt, dass bereits der Knochen zu erkennen war. Obwohl seine Frau ihn zur „ordentlichen" Wundversorgung mit Nähen, Desinfizieren und Verbinden im Spital drängte, verband er die Wunde selbst mit Manuka-Honig.

Erst als er wieder zu Hause war, ließ er den Finger von einem Arzt begutachten, der sogleich wissen wollte, wer denn die Wunde so gut versorgt hätte. „Das war ich selbst mit Honig", entgegnete mein Freund. „Etwa mit dem guten Manuka-Honig?", fragte der Arzt und fügte hinzu: „Mein Vater schwört auch auf den." Der Freund bemerkt dazu auch gerne, dass das Verbandsmaterial teurer als der verwendete Honig war, dessen Kosten er mit unter 2 € beziffert.

Selbstverständlich will ich Sie nicht davon abhalten, mit einer ernsthaften Verletzung zum Arzt zu gehen, aber ich halte auch nichts von den verniedlichenden und entmündigenden Hinweisen, die Ihnen lediglich eine Honig-Selbstbehandlung bei harmlosen Hautabschürfungen zubilligen. Als Erstversorgung ist der Manuka-Honig-Verband jedenfalls bestens geeignet. Ansonsten gehen Sie in gleicher Weise vor wie im Anwendungstipp zu Verbrennungen auf S. 60 beschrieben.

Aber auch chronisch infizierte Wunden wie ein Unterschenkelgeschwür (Ulcus cruris), Diabetisches Fußsyndrom oder ein Wundliegegeschwür (Dekubitus) können mit Manuka-Honig erfolgreich und ohne Komplikationen behandelt werden. Wenn Sie sich unwohl bei dem Gedanken fühlen, Speisehonig therapeutisch einzusetzen, können Sie stattdessen einen als Medizinprodukt registrierten Manuka-Wundheilhonig verwenden, der von einem namhaften Hersteller bereits angeboten wird.

Verbrennungen

Diese Verletzung der Haut kennen wir in unterschiedlichen Schweregraden von leichten oberflächlichen Verbrühungen bis zu sehr tiefgehender Zerstörung aller Hautschichten. Eine derartige Schädigung hinterlässt uns völlig schutzlos, und der Zugang für Krankheitserreger gestaltet sich praktisch barrierefrei.

Bei einer mit Honig versorgten Verbrennung besteht gute Aussicht darauf, dass sich die Narbenbildung in Grenzen hält. Strikte Einhaltung der Hygieneregeln ist ein absolutes Muss. Großflächige, hochgradige Verbrennungen stellen eine ernste Bedrohung unserer Gesundheit dar und sollten nicht ausschließlich in Eigenregie behandelt werden.

ANWENDUNGSTIPP

Bei großflächigen und hochgradigen Verbrennungen suchen Sie unbedingt einen Arzt auf und nehmen Sie ihm ggf. einen frischen Topf Manuka-Honig MGO100+ oder eine bis mehrere Tuben Manuka-Wundheilhonig mit. Teilen Sie Ihr Wissen über den Honig und seine fantastischen Eigenschaften mit Ihrem Therapeuten, aber lassen Sie sich nicht die Verantwortung für Ihre Gesundheit abnehmen. Weniger schwere, kleinflächige Verbrennungen können Sie selbstverständlich selbst behandeln, indem Sie Manuka-Honig entsprechend der zu behandelnden Fläche auf steriles Verbandsmaterial auftragen, dieses vorsichtig auf die verbrannte Stelle auflegen und sanft verbinden.

Bei Verbrennungen kann der sofortige Einsatz von Honig wichtige Schutzfunktionen übernehmen. In Ermangelung unseres natürlichen Säureschutzmantels erfüllt der Honig ersatzweise diese lebenswichtige Aufgabe und hindert gefährliche Keime daran, sich anzusiedeln oder einzudringen. Nach anfänglichem Brennen tritt bald eine kühlende und schmerzlindernde Wirkung ein.

Entzündliche Hauterkrankungen

In der chinesischen Medizin betrachtet man jedes Organ und Krankheitsmerkmal im Zusammenhang mit dem energetischen Zustand des ganzen Körpers. Man ist bestrebt, nicht nur Symptome zu unterdrücken, sondern vor allem die Ursache zu ermitteln, um dort wieder das Gleichgewicht herzustellen. So wird ein ursächlicher Zusammenhang zwischen krankhaften Hauterscheinungen und gestörter Darmgesundheit vermutet.

Diese Sichtweise zielt auf eine Darmsanierung sowie auf Vermeidung von Lebensmitteln, die aufgrund einer latenten Unverträglichkeit immer wieder das Immunsystem des Darms unnötigerweise beschäftigt halten. Um sein Energiemanko auszugleichen, bedient sich der Darm gern bei seinen Partnerorganen Lunge und Haut. Von den alten chinesischen Ärzten erzählt man sich, sie wären dafür bezahlt worden, dass sie ihre Patienten gesund erhielten. Ein, wie ich finde, nachahmenswertes

Konzept, das sich auch in der britischen Gesundheitsweisheit „Eine Unze Vorbeugung ist wertvoller als ein Pfund Heilung" wiederfindet. Ein Gesamtsanierungskonzept benötigt sicher einiges an Zeit für seine endgültige Umsetzung. Es spricht jedoch nichts dagegen, die äußerlichen Symptome unmittelbar zu behandeln.

Bei Akne greifen sowohl die antibakteriellen als auch die antientzündlichen Eigenschaften von Manuka-Honig, doch auch bei Neurodermitis oder Schuppenflechte können die antientzündliche, antioxidative sowie die befeuchtende und ernährende Wirkung des Honigs zur Regeneration der betroffenen Haut und damit zum Wohlergehen des Betroffenen beitragen.

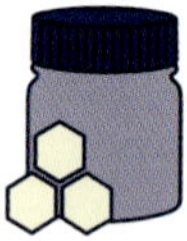

ANWENDUNGSTIPP

Waschen Sie Haut und Hände, und tragen Sie Manuka-Honig MGO100+ in einer dünnen Schicht auf. Lassen Sie den Honig eine halbe Stunde oder länger einwirken. Kosmetik-Expertinnen empfehlen, ein warmes feuchtes Tuch darüber zu legen. Das öffnet zusätzlich die Poren und die Honigwirkstoffe können noch besser aufgenommen werden. So eine Prozedur können Sie natürlich nur in Zeiten durchführen, die Sie für sich allein haben. Ein gutes Mittel für zwischendurch wäre Manukaöl gemischt mit einem Trägeröl Ihrer Wahl. Das können Sie großflächig auftragen und einmassieren. Es zieht gut ein und klebt nicht so wie der Honig. Fertige Mischungen verwenden zum Beispiel Mandel-, Macadamia- und Calendulaöl. Auch Oliven- oder Hanföl wären denkbar. Ich stelle seit Jahren eine Salbe aus Oliven- und Avocadoöl, Bienenwachs, Manuka-Honig, Manukaöl und alkoholfreier Propolislösung her. Meine Tochter schwört darauf als Lippenbalsam oder auch als Universalmittel zur Hautpflege sowie bei Sonnenbrand. Es gibt zudem sehr empfehlenswerte Fertigprodukte vom größten Anbieter von Manuka-Honig auf dem deutschen Markt.

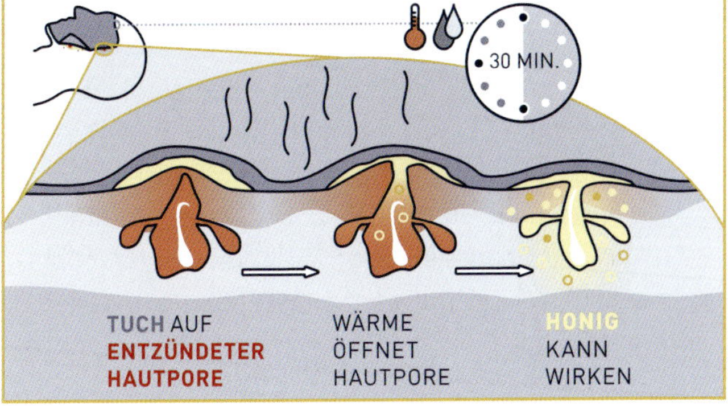

Lippenherpes

Diese anhängliche und lästige Erscheinung plagt einige von uns mit ermüdender Regelmäßigkeit. Die dafür verantwortlichen Viren sind leider ausgesprochene Opportunisten, die uns nie so ganz verlassen. Sie leben zurückgezogen irgendwo tief in unserem Innern und nutzen jede Gelegenheit, wenn unsere Abwehr schwächelt oder wir sonst irgendwie gestresst sind, schamlos aus, um sich selbst erneut auf unseren Lippen zur Schau zu stellen. Aber, bloß keinen Stress! Sie haben mit Manuka-Honig auf jeden Fall einen starken Verbündeten auf Ihrer Seite.

ANWENDUNGSTIPP

Manuka-Honig MGO100+ oder stärker beim ersten Anzeichen eines bevorstehenden Ausbruchs aufzutragen, kann ein Fortschreiten frühzeitig verhindern, aber auch ein Auftrag auf bereits voll entwickelte Herpes-Bläschen beschleunigt den Heilungsprozess. Die Häufigkeit der Ausbrüche lässt ebenfalls nach. Propolistinktur in Kombination oder im Wechsel mit dem Honig hat sich ebenso bewährt.

Augenentzündungen

Honig wurde bereits in der Antike als Augenmedizin verwendet. Ein ägyptischer Arzt, den ich von Apitherapie-Kongressen (Apitherapie = medizinische Verwendung von Bienenprodukten) kenne, behandelt nicht nur Diabetiker mit intravenösen Honiginjektionen, sondern auch schwerste Augeninfektionen mit Honig. Ich selbst habe bereits ein Gerstenkorn (Staphylokokken-Infektion diverser Drüsen am Auge) erfolgreich mit Manuka-Honig behandelt. Es kostet sicher etwas Überwindung, aber der Erfolg wird Sie hinreichend belohnen.

ANWENDUNGSTIPP

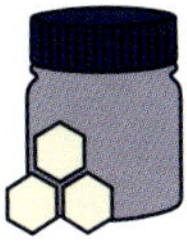

Für die Behandlung eines Gerstenkorns trägt man etwas Manuka-Honig mit dem sauberen Finger in das untere Augenlid und verteilt ihn mit dem Wimpernschlag. Es wird zunächst stark brennen, was jedoch sogleich durch heftigen Tränenfluss beendet wird. Danach bleibt eher ein erfrischtes Gefühl. Den Vorgang sollte man mehrmals täglich wiederholen und auch noch fortsetzen, nachdem das Gerstenkorn verschwunden ist, um zu gewährleisten, dass die Keime sich nicht noch an anderer Stelle zurückmelden. Die Rötung der Skleren (das Weiße um die Pupillen) wird rasch nachlassen. Das Augenbindegewebe (die Konjunktiva) erscheint wahrscheinlich besser durchblutet, was sicher kein Fehler ist. Über Nacht kann man die Wirkung noch steigern, indem man Manuka-Honig MGO100+ oder stärker mittels Wattepad auf das geschlossene Auge auflegt und mit einer Augenbinde fixiert. Die gleiche Vorgehensweise lässt sich auf andere infektiöse und entzündliche Augenerkrankungen übertragen. Und bedenken Sie, Manuka-Honig wirkt antimikrobiell, also sowohl gegen Bakterien als auch gegen Pilze und Viren.

Pilzinfektionen

Dass Manuka-Honig gegen Pilze wirken soll, erschließt sich vielen von uns nicht auf Anhieb, zumal besonders Hefepilze ja eine große Affinität gegenüber Zucker besitzen und Honig nun einmal hauptsächlich aus verschiedenen Zuckern besteht. Mit dem Zucker aus Manuka-Honig nehmen die Pilze jedoch zusätzlich auch das Methylglyoxal auf, das ihnen genauso wenig bekommt wie anderen Erregern aus dem Reich der Bakterien und Viren. Der Honig stärkt nachhaltig unser Mikrobiom (nützliche Bakterien, die uns schützen). Das verschlechtert gleichzeitig die Lebensbedingungen der Schmarotzer aus dem Pilzreich. Der direkte Kontakt mit den antimikrobiellen Wirkstoffen des Honigs besorgt den Rest.

Studien zufolge bekämpfen auch die Bienen Darmpilze mit Honig. Wertvolle Milchsäurebakterien (Bifidobakterien und Laktobazillen) werden dagegen von ihnen gehegt und gepflegt.

ANWENDUNGSTIPP

Frauen mit Vaginalmykosen (Scheidenpilz) machten sehr gute Erfahrungen mit Manuka-Honig getränkten Tampons (MGO250+ oder stärker), die diese lästige Erkrankung bereits nach kurzer Zeit beendeten. Auch bei Blaseninfektionen empfehle ich diese Vorgehensweise, um den Bakterien keinen Nachschub über die Harnröhre zu liefern. Bei Pilzinfektionen lege ich Ihnen eine alkoholfreie Propolislösung in Kombination oder im Wechsel mit dem Honig ans Herz. Propolis wird von den Bienen aus Harzen von Pflanzen hergestellt, die sich damit vor Pilzbefall schützen.

Manuka-Honig kann auch Tieren helfen

Eine der ersten Anekdoten über Manuka-Honig, die ich vor vielen Jahren hörte, berichtete davon, dass imkernde Milchbauern in Neuseeland den Honig, den noch vor wenigen Jahrzehnten kaum jemand kaufen wollte, kurzerhand ihren Kühen unter das Futter mischten. Die Kühe sollen daraufhin deutlich gesünder und robuster gegenüber Krankheiten gewesen sein. Obwohl ich bisher die ursprüngliche Quelle dieser Aussage nicht ausfindig machen konnte, bin ich von ihrem Wahrheitsgehalt absolut überzeugt. Schließlich gibt es sehr viele Besitzer von Haustieren, aber auch Tierärzte und Tierheilpraktiker, die bei Hunden, Katzen und Pferden sehr erfreuliche Behandlungsergebnisse mit Manuka-Honig erzielen konnten.

Die eigentlichen Honigproduzenten selbst nutzen ihre Produkte ja vor allem zum Erhalt ihrer eigenen Gesundheit, und Bienen sind nun einmal auch Tiere. Die antimikrobielle Honigwirkung richtet sich ohnehin gegen eine Vielzahl von Erregern, egal ob Menschen oder Tiere davon betroffen sind.

Besonders in der Wundversorgung stellt Manuka-Honig auch in der Veterinärmedizin ein hervorragendes Mittel dar, das für einen raschen Heilungsverlauf sorgt. Allerdings reizt der süße Wundverband die vierbeinigen

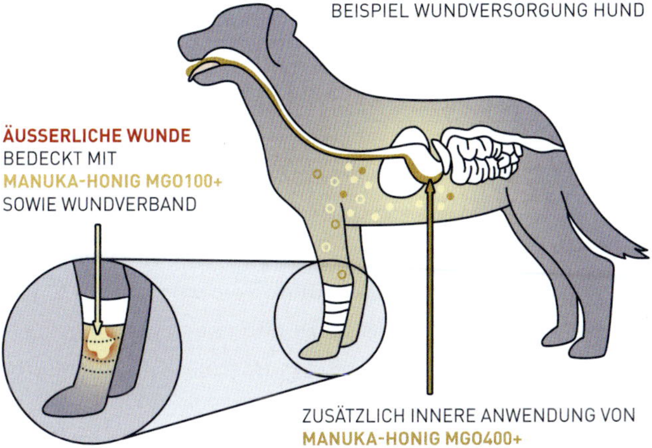

Patienten schon sehr zum Abschlecken, was an sich zusätzlich zur inneren Wirkung des Honigs beitragen würde. Um die ungestörte Wundheilung jedoch zu gewährleisten, sollten Sie Ihrem Liebling den Honig lieber direkt zum Schlecken anbieten und Maßnahmen ergreifen, seine Zunge von der Wunde fernzuhalten.

Natürlich bietet Manuka-Honig sich auch zur Behandlung von Infektionen und Entzündungen im Maul und im gesamten Verdauungstrakt Ihres Tieres an. Wahrscheinlich müssen Sie den Honig gar nicht unter das Futter oder ins Trinkwasser mischen. Viele Tiere nehmen ihn sehr gern pur, weil er ihnen einfach schmeckt und weil sie instinktiv wissen, dass er ihnen guttut.

Manukaöl

Das bereits mehrfach erwähnte Manukaöl stammt wie der Honig aus der Manukapflanze (Leptospermum scoparium). Allerdings wird es nicht von den Bienen aus dem Blütennektar, sondern von Menschen aus den Blättern durch Dampfdestillation gewonnen. Manche nennen es das „echte" Teebaumöl, zumal Captain James Cook dem Manukastrauch den Namen Tea Tree gab, bevor er in Australien war. Gegenüber dem australischen Teebaumöl vom dortigen Teebaum (Melaleuca alternifolia) zeichnet sich Manukaöl durch eine vielfach stärkere antimikrobielle Wirkung aus, wobei es trotzdem deutlich reizärmer bleibt, da es erheblich weniger Cineole enthält, die zwar einen gewissen therapeutischen Nutzen erbringen (sie wirken u. a. schleimlösend und kühlend in Eukalyptusöl), aber auch zu Haut- und Magenirritationen führen können.

Sowohl Manukaöl als auch Manuka-Honig beinhalten die phytotherapeutischen Wirkstoffe der Manukapflanze in unterschiedlichen Zusammensetzungen. Reines Manukaöl lässt sich punktuell erfolgreich gegen Warzen, Fuß- und Nagelpilz einsetzen. Bei flächigen entzündlichen Hautprozessen können Sie es in einer Trägerölmischung verwenden, wobei ein Manukaöl-Anteil von 2 % bereits ausreicht. Ein entsprechend gemischtes Öl ist auch als Fertigprodukt im Fachhandel erhältlich.

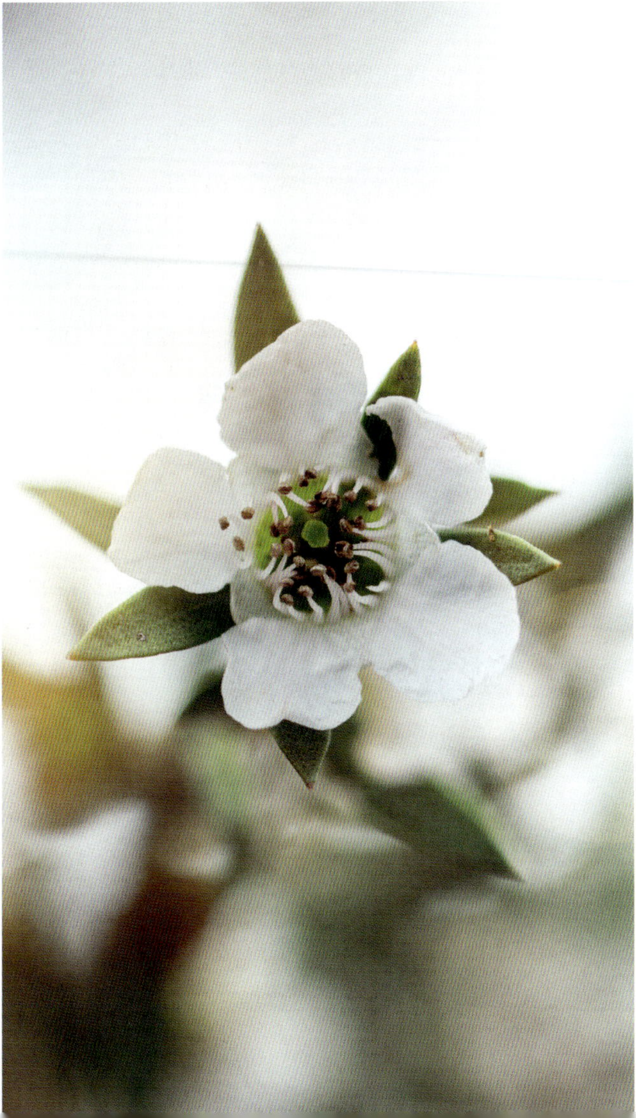

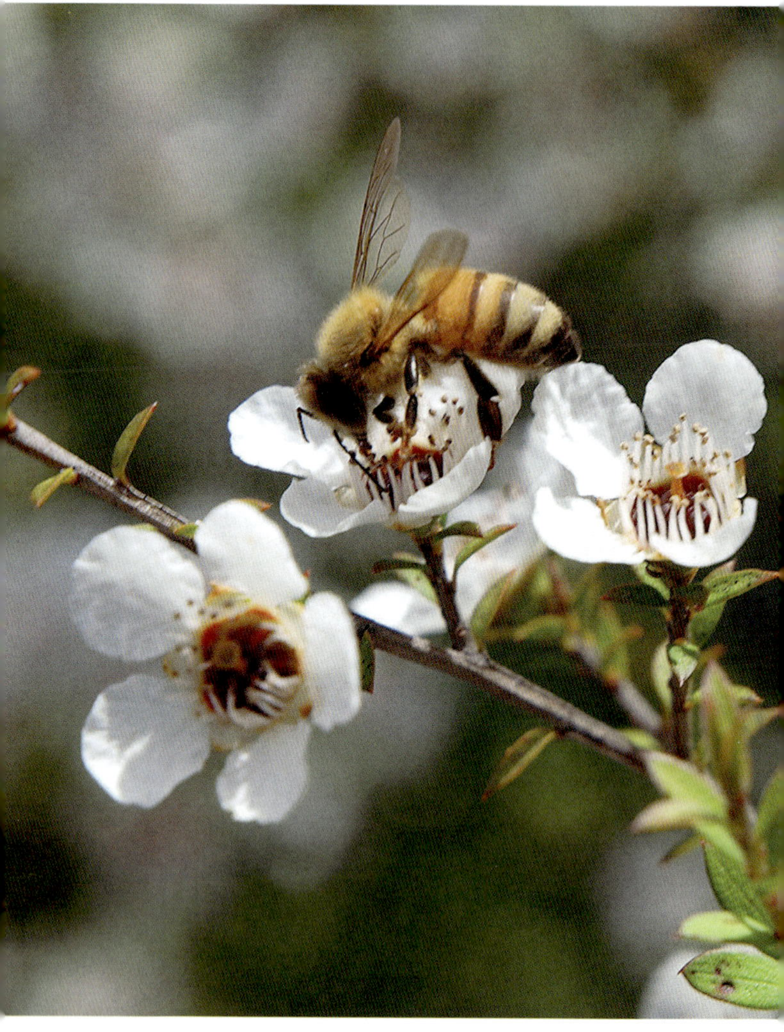

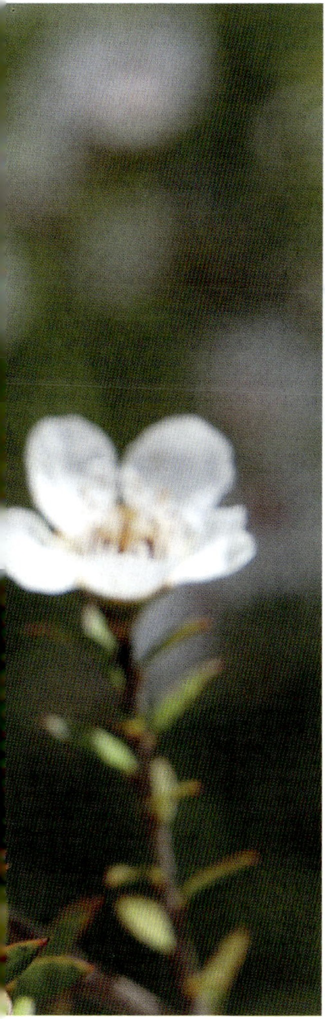

EXKURS | MANUKA-PIONIERE IN DEUTSCHLAND

Reinhard Kuhfuß und
Prof. Dr. Dr. Thomas Henle

EXKURS | MANUKA-PIONIERE IN DEUTSCHLAND

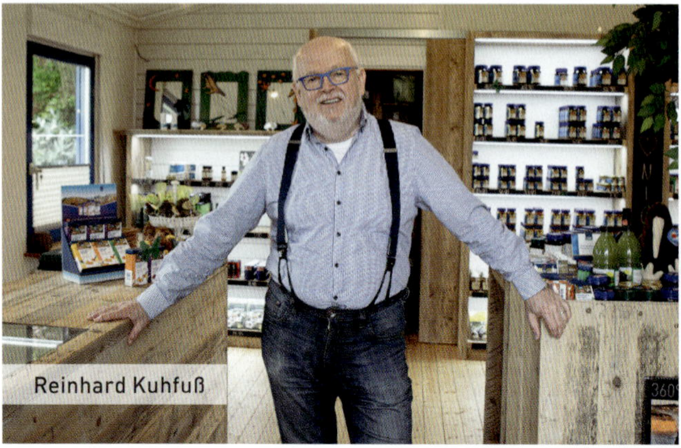

Reinhard Kuhfuß

Als ich für mein erstes Honigbuch 2005/2006 recherchierte, stieß ich im Netz unwillkürlich auch auf Manuka-Honig. Der Importeur, der mir sofort auffiel, war seinerzeit das 1996 gegründete Neuseelandhaus in Bergkamen. Dieser sorgte für den flächendeckenden Bekanntheitsgrad von Manuka-Honig und setzte sich für standardisierte Qualitätstests ein. Dort fragte ich sogleich per E-Mail nach Informationen und Erfahrungen. Der Firmengründer und langjährige Chef Reinhard Kuhfuß rief mich umgehend an und erklärte mir, dass er schon länger auf der Suche nach einem Autor sei, der über Manuka-Honig schreiben würde. Mithilfe von

Reinhard Kuhfuß konnte ich ein eigenes Kapitel über Manuka verfassen, und auch eine Pressenotiz über die Entschlüsselung des einzigartigen Manukafaktors (UMF, Erläuterung siehe S. 16) erschien im Buch. Noch während meiner Schreibarbeit für „Die Heilkraft des Honigs" leistete mir Manuka-Honig wertvolle Dienste. Beispielsweise konnte ich durch Honigumschläge eine beginnende Sehnenscheidenentzündung abwenden und schmerzfrei weiterschreiben.

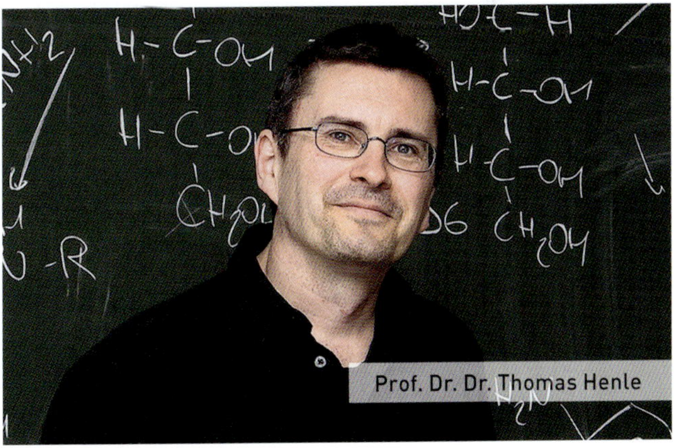

Prof. Dr. Dr. Thomas Henle

Der zweite im Bunde ist der Entdecker des Methylglyoxals MGO (Erläuterung siehe S. 16) im Manuka-Honig, Prof. Dr. Dr. Thomas Henle von der TU Dresden (Professur für Lebensmittelchemie). Er hatte zuvor anonym den Honig für seine Forschung im Neuseelandhaus bestellt.

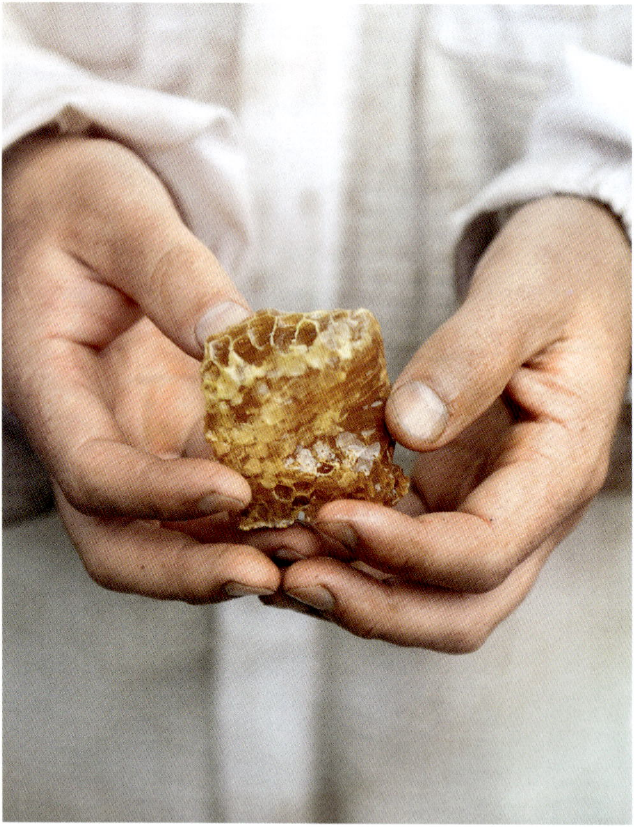

Seine Pressemitteilung aus dem Jahr 2006 über die Entdeckung des zentralen Wirkstoffes im Manuka-Honig war wegweisend für den weltweiten Erfolg und brachte die beiden Pioniere letzten Endes zusammen.

Einer der größten Hersteller von Manuka-Honig in Neuseeland erkannte den Wert dieser Entdeckung und führte als erster das MGO-Messverfahren der TU Dresden als präzise Bestimmungsmethode für den Aktivitätsgrad ein.

Seitdem wird der MGO-Wert jedes Honigs nach dieser Methode gemessen und auf dem Honigglas deklariert. Die markanten braunen Gefäße mit blauem Deckel und Etikett sowie roter Doppelwabe hat wohl jeder schon einmal gesehen.

Reinhard Kuhfuß ist für mich der unbestrittene Manuka-Pionier in Deutschland, der stets selbst ein begeisterter Anwender und auch ein authentischer Botschafter dieses neuseeländischen Honigjuwels war und ist.

Professor Henle forscht seit seiner bahnbrechenden Entdeckung bis heute ständig an der vielfältigen Wirkung des Manuka-Honigs und überrascht mit immer neuen Entdeckungen.

Beide Manuka-Pioniere tauschen sich bis heute regelmäßig zu dem Thema aus und befruchten sich gegenseitig mit aktuellen praktischen und wissenschaftlichen Erkenntnissen.

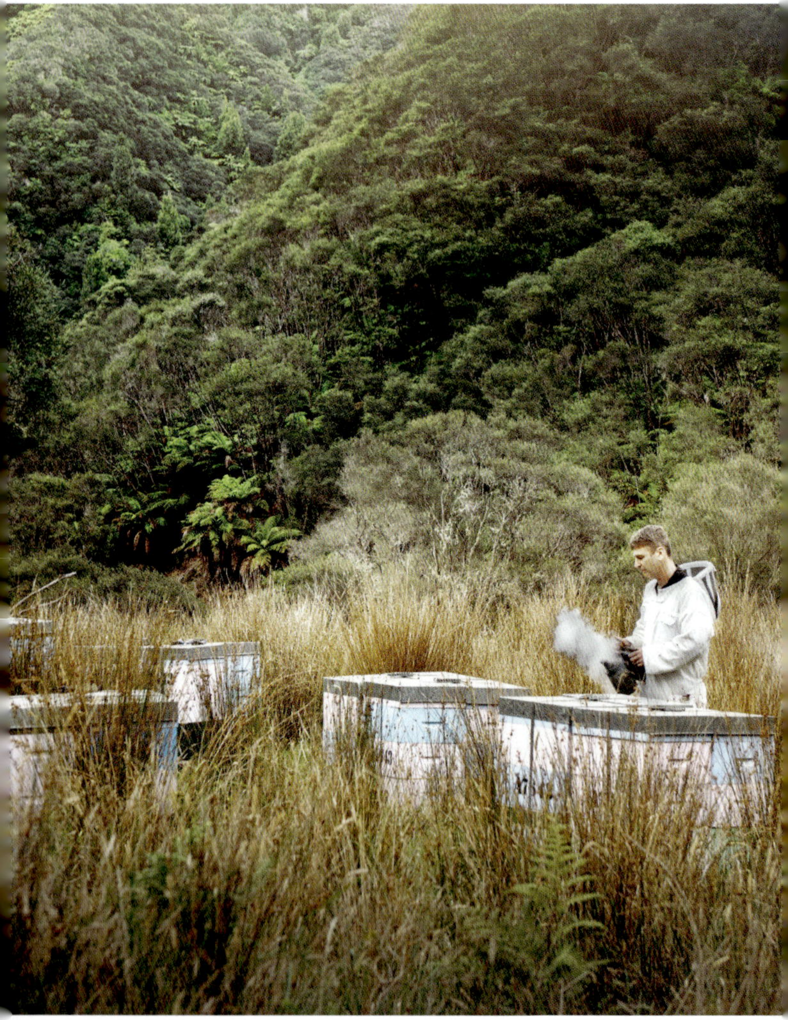

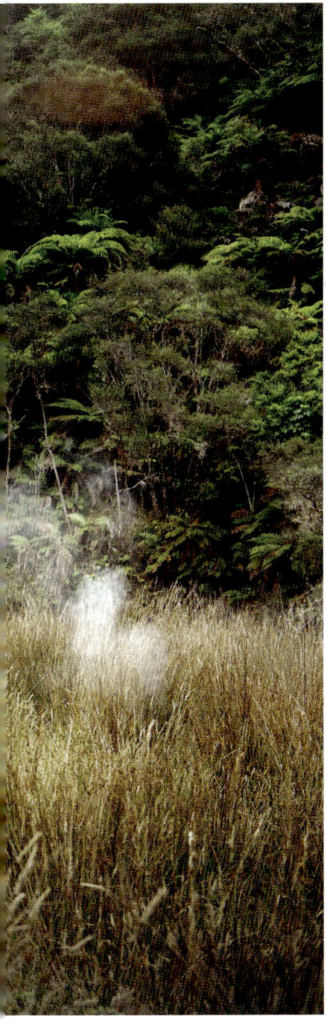

ZUM SCHNELLEN NACHSCHLAGEN: ANWENDUNGEN VON A BIS Z

ZUM SCHNELLEN NACHSCHLAGEN: ANWENDUNGEN VON A BIS Z

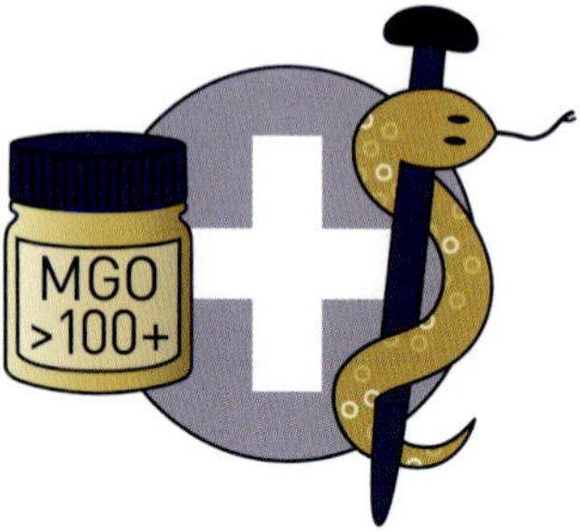

Auch wenn Manuka-Honig zuweilen als Allheil- bis Zaubermittel empfunden wird, so ist es doch empfehlenswert, bei ernsten gesundheitlichen Problemen die Therapie mit einem Arzt oder Heilpraktiker abzustimmen. Bringen Sie den Honig immer gezielt an den Ort, an dem er wirken soll, zum Beispiel zu einem Entzündungsherd bzw. dorthin, wo eingedrungene Keime eine Infektion ausgelöst haben. Eine systemische Wirkung (über den Blutkreislauf) der Honiginhaltsstoffe ist allerdings ebenfalls sehr wahrscheinlich, denn es gibt zu viele Erfolgsgeschichten von Menschen, die nur über die regelmäßige Einnahme von Manuka-Honig ihre Gesundheitsprobleme in den Griff bekamen. Inwieweit es sich dabei um eine Stimulanz des Immunsystems, also um Hilfe zur Selbsthilfe handelte, ist eigentlich unerheblich. Hier nun die alphabetisch geordneten Anwendungsempfehlungen, die keineswegs Anspruch auf Vollständigkeit und Unfehlbarkeit erheben, sondern einen Überblick geben sollen:

A

Abszess | Manuka-Honig MGO100+ oder stärker direkt in und auf den verkapselten Entzündungsherd bringen und verbinden. Arzt aufsuchen. Regelmäßig kontrollieren.

Akne | Manuka-Honig MGO100+ auf die betroffenen Hautpartien auftragen und abdecken. Am besten in Zeiten ohne große Öffentlichkeit und über Nacht (siehe auch Anwendungstipp auf S. 62 im Kapitel Entzündliche Hauterkrankungen).

Allergien | Je nach Ursache und Symptomatik, Manuka-Honig MGO100+ äußerlich auf entzündliche Hautprozesse, innerlich MGO400+ zur Stabilisierung des Immunsystems. Reaktionen vorher mit kleinen Mengen austesten.

Aphthen | Kleine Mengen Manuka-Honig MGO250+ immer wieder direkt auf die Schädigung der Mundschleimhaut oder des Zahnfleischs auftragen und möglichst lang im Mund behalten. Wechselnde oder gemischte Behandlung mit Propolis-Tinktur verstärkt die Wirkung.

Arthritis | Circa ½ Teelöffel Manuka-Honig MGO100+ oder stärker in kreisenden Bewegungen in die Haut um das betroffene Gelenk einmassieren. Danach den Honig in zupfenden, mit den Fingern, bzw. wippenden Bewegungen mit der ganzen Handinnenfläche wieder abnehmen, bis die kaugummiähnliche Masse nur noch an der Hand, aber nicht mehr auf der behandelten Haut klebt. Hand lauwarm waschen. Das Gelenk mit neuem Honig bestreichen und verbinden, am besten mit einem Folienverband. Das können Sie auch ohne vorherige Honig-Massage machen. Eine gleichzeitige Einnahme von Manuka-Honig und anderen Bienenprodukten wie Propolis und Blütenpollen unterstützt die Behandlung von innen.

Asthma | Regelmäßige Dampfbäder mit Manuka-Honig MGO250+ durchführen und kleine Mengen über den Tag verteilt lutschen. Abends den Honig in beide Nasenlöcher einführen und auf die Brust im Bereich der Bronchien auftragen und abdecken (Baumwolltuch, Folie, Wickeltuch – nicht einengend).

Augenentzündung | Eine kleine Menge Manuka-Honig MGO100+, eventuell stärker, mit dem selbstverständlich sauberen kleinen Finger in das untere Augenlid einbringen und mit dem Wimpernschlag verteilen. Achtung! Vorübergehend ist mit starkem Brennen, Rötung und Tränenfluss zu rechnen. Den Honig auch, besonders nachts, mittels eines damit bestrichenen Wattepads auf das geschlossene Auge aufbringen und mit einer Augenbinde fixieren. Behandlung auch nach Besserung noch bis zur vollständigen Heilung fortsetzen (siehe auch Anwendungstipp auf S. 65 im Kapitel Augenentzündungen).

B

Bauchspeicheldrüsenentzündung (Pankreatitis) | Verzichten Sie konsequent auf Alkohol und Raffinadezucker. Nehmen Sie dreimal täglich einen Teelöffel Manuka-Honig MGO400+ ein, einmal davon zusammen mit einem Esslöffel Blütenpollen in 150g Joghurt eingerührt. Eine Einnahme im Liegen kann die Wirkung verbessern.

Bindehautentzündung | Siehe → Augenentzündung, gleiche Vorgehensweise.

Blasenentzündung | Trinken Sie über den Tag verteilt ein bis zwei Liter Grünen Tee mit je einem Teelöffel Manuka-Honig MGO400+ pro Tasse. Frauen können einer Blaseninfektion durch über den Harnleiter aufsteigende Keime zusätzlich entgegenwirken, indem sie einen honiggetränkten Tampon einführen, eventuell vermischt mit fünf bis zehn Tropfen alkoholfreier Propolislösung.

Borreliose | Vorbeugend können Sie auf den frischen Zeckenbiss Propolis-Tinktur aufträufeln und ihn danach mit einem Manuka-Honig-Pflaster verbinden. Für eine systemische Wirkung des Honigs gibt es, wie bereits erwähnt, keine gesicherten Erkenntnisse aus der Forschung, dafür jedoch Mut machende Berichte von Anwendern, die durch die Einnahme von zwei- bis dreimal täglich einem Teelöffel Manuka-Honig MGO400+ und eventuell weiteren flankierenden Maßnahmen von Bettlägerigkeit und Rollstuhl wieder zu einem relativ normalen Leben zurückgefunden haben wollen.

Bronchitis | Kleine Mengen Manuka-Honig MGO250+ über den Tag verteilt lutschen. Einen Teelöffel des Honigs in Hustentee (Thymian, Huflattich, Spitzwegerich etc.) einrühren und in kleinen Schlucken trinken. Mit den frischen Kräutern oder auch mit geriebenem Meerrettich oder gehackten Zwiebeln können Sie außerdem einen Sirup ansetzen. Kleinschneiden, eventuell walken und in den Honig einrühren. Über Nacht ziehen lassen und nach Bedarf teelöffelweise einnehmen. Sehr gut eignet sich auch folgende Mischung: Einen Esslöffel Manuka-Honig in einem Glas warmen Wassers auflösen und einen kräftigen Schuss Apfelessig dazugeben und sogleich schluckweise trinken. Siehe auch → Asthma

C

Candida albicans | (Hefepilzinfektion) Neben einer Pilzdiät, also weitgehendem Verzicht auf Kohlenhydrate, probieren Sie es mit dreimal täglich einem Teelöffel Manuka-Honig MGO400+ und jeweils 10 Tropfen Propolis-Tinktur. Bei Vaginalmykose (Scheidenpilz) hilft häufig bereits das einmalige Einführen eines honiggetränkten Tampons. Siehe auch → Blasenentzündung

Colitis ulcerosa | Chronisch entzündliche Darmerkrankungen gelten als unheilbar. Versuchen Sie es trotzdem mit der Einnahme von dreimal täglich einem Teelöffel Manuka-Honig MGO400+ mit jeweils 10 Tropfen Propolis-Tinktur. Zusätzlich können Sie Einläufe mit warmem Kamillen- oder Salbeitee machen, in dem Sie den Honig aufgelöst haben. Nehmen Sie etwa zwei Esslöffel Manuka-Honig MGO400+ auf ½ Liter Tee. Vermeiden Sie Stress.

Couperose (Gesichtsrose, Rosazea) | Neben einem gestörten Immunsystem werden überschießende Nerven- und Gefäßreaktionen, aber auch mikrobielle Auslöser wie die Demodex-Milbe diskutiert. Scharfes Essen, Alkohol und plötzliche Temperaturwechsel verschlimmern das Erythem (Rötung), das vor allem im Gesicht auftritt. Durch seine antimikrobielle Wirkung, die sich zumindest gegen bakterielle Sekundärinfektionen, vielleicht aber auch gegen die Milben direkt richtet, sowie durch seine antientzündlichen Eigenschaften empfiehlt Manuka-Honig sich unbedingt für einen Behandlungsversuch.

Tragen Sie Manuka-Honig MGO100+ auf die betroffenen Stellen auf. Haben Sie Geduld und meiden Sie körperliche und seelische Stressfaktoren. Siehe auch → Akne und → Neurodermitis.

D

Darmentzündung | Siehe → Colitis ulcerosa, → Divertikulitis, → Helicobacter pylori, → Morbus Crohn

Dekubitus | Tragen Sie Manuka-Honig MGO100+ direkt auf das Druckgeschwür auf, wobei die gesamte Schädigung über die Ränder hinaus bedeckt sein sollte. Über der ersten Verbandsschicht kann eine hautverträgliche Folie aufgelegt werden, die dann mit einem Wattepolster abgedeckt verbunden wird. Vermeiden Sie dauerhafte Belastung einzelner Druckpunkte.

Depressionen | Diese häufigen Begleiterscheinungen chronischer Krankheiten bessern sich eventuell mit dem Genesungsprozess der auslösenden Erkrankungen, die Sie mit Honig und anderen Bienenprodukten behandeln. Manuka-Honig MGO250+ vermischt mit Blütenpollen und Gelée Royale, kurmäßig angewendet, kann eine deutliche Stimmungsaufhellung bewirken. So eine Kur ersetzt jedoch keine professionelle Hilfe und den verständnisvollen Umgang von Angehörigen.

Diabetisches Fußsyndrom | Die offene Stelle großzügig mit Manuka-Honig MGO100+ bedecken und verbinden. Anfangs täglicher, eventuell sogar mehrmals täglicher Verbandswechsel. Intervalle können mit fortschreitendem Heilungsprozess verlängert werden, der Verband sollte jedoch nicht völlig eintrocknen, da er sonst mit der Wunde verklebt und Schmerzen sowie Verletzung des Granulationsgewebes beim Entfernen verursachen würde. Das Verkleben wird stets durch Ausscheidungen der Wunde, nie durch den Honig verursacht.

Divertikulitis (Divertikulose) | Divertikel = Ausstülpungen der Dickdarmschleimhaut, die sich entzündet haben. Ernährung sollte ballaststoffreich, doch nicht zu grob- und langfaserig sein. Viel Wasser trinken. Ein selbst betroffener Arzt berichtete davon, dass er durch Einnahme von Manuka-Honig eine bereits anberaumte Operation absagen konnte. Siehe auch → Colitis ulcerosa

Druckgeschwür | Siehe → Dekubitus

Durchfall | Mehrmals täglich einen Teelöffel Manuka-Honig MGO400+ rasch herunterschlucken. Durch seine selektive Antibiose wird wieder eine ausgeglichene Darmflora erreicht. Bei langanhaltendem Durchfall muss der Wasser- und Elektrolytverlust ausgeglichen werden. Hierzu eignet sich folgende Mischung: 2 Esslöffel des Honigs und ein gestrichener Teelöffel Salz auf 1 Liter warmes Wasser. Zügig trinken.

E

Ekzeme, auch atopisches Ekzem (Neurodermitis) | Manuka-Honig MGO100+ direkt auf die betroffenen Hautstellen auftragen und gegebenenfalls verbinden. Auslösende Allergene meiden. Siehe auch → Allergien, → Neurodermitis

F

Fußpilz | Manuka-Honig MGO100+ mit Propolistinktur mischen, auf die befallenen Stellen auftragen und verbinden. Bei Nagelpilz zunächst den Nagel aufrauen, unverdünntes Manukaöl aufträufeln und einziehen lassen, anschließend mit der Honig-Propolis-Mischung verbinden.

G

Gastritis (Magenschleimhautentzündung) | Scharfes Essen, Säuren, Alkohol und Stress vermeiden. Siehe → Helicobacter Pylori

Genitalherpes | Siehe → Herpes genitalis

Gerstenkorn (Hordeolum) | Siehe → Augenentzündung

Gesichtsrose | Siehe → Couperose

Gingivitis (Zahnfleischentzündung) | Manuka-Honig MGO250+ direkt auf das entzündete Zahnfleisch auftragen. Lange im Mund behalten. Der Honig wird sehr viel Speichel ziehen. Umspülen Sie damit Ihr Zahnfleisch. Propolis-Tinktur leistet hierzu ebenfalls gute Dienste. Siehe auch → Aphthen

Grippe, Grippale Infekte, Virusgrippe | Vorbeugend ist die Einnahme von dreimal täglich einem Teelöffel Manuka-Honig MGO100+ sicher hilfreich. Im akuten Stadium sollten Sie allerdings einen stärkeren Manuka-Honig wählen und zusätzlich je ein Gramm Gelée Royale dazu langsam im Mund zergehen lassen. Bringen Sie den Honig auch in die Nase ein. Meiden Sie Schweinefleisch. Grippeviren übersommern in den Schweinen. Dies ist ein wertvoller Hinweis von Dr. Reckeweg, den ich seit ca. 40 Jahren beherzige. Seitdem habe ich nie wieder eine Virusgrippe gehabt.

Gürtelrose (Herpes zoster) | Wenn Sie jemals die Windpocken hatten, tragen Sie den Erreger in sich. Die prophylaktische Einnahme von Manuka-Honig und Propolis kann einen Ausbruch vielleicht verhindern. Ein Auftrag von Manuka-Honig MGO100+, eventuell gemischt mit Propolis-Tinktur, kann den Ausschlag entlang der betroffenen Nervenbahnen und die damit verbundenen Schmerzen abmildern und die Ausbreitung der Viren eindämmen.

H

Halsschmerzen | Lutschen Sie kleinere Mengen Manuka-Honig MGO250+ und lassen Sie den Honig langsam den Rachen hinuntergleiten. Dazu geben Sie den Honig zunächst auf einen Löffel und schlecken Sie über einen Zeitraum von etwa einer Viertelstunde mehrmals an dem Löffel wie an einem Eis. Die Zeit ist wichtiger als die Menge. Gleichzeitiges Einbringen des Honigs in die Nase hilft, ein Unterhalten der Rachenentzündung durch Keime aus dem Nasen- und Nebenhöhlenbereich zu unterbinden.

Hämorrhoiden | Diese Varizen (Krampfadern) am Anus (Darmausgang) neigen zu Blutungen, sind oft schmerzhaft und verursachen starken Juckreiz. Zäpfchen aus Bienenwachs, Manuka-Honig MGO250+ und Propolis oder aber ein honiggetränkter Tampon wirken Infektionen entgegen und lindern die Beschwerden. Entlasten und therapieren Sie unbedingt auch Ihre Leber. Pollen in Honig eingerührt ist dazu bestens geeignet.

Harnwegsinfekte | Siehe → Blasenentzündung

Hefepilzinfektion | Siehe → Candida Albicans

Helicobacter pylori | Dieses Bakterium überlebt das Säureinferno in unserem Magen und ist zumindest mitverantwortlich für Gastritis (Magenschleimhautentzündung), Ulcus ventriculi (Magengeschwür) und Ulcus duodeni (Zwölffingerdarmgeschwür). Nehmen Sie gleich nach dem Aufstehen und direkt vor dem Schlafengehen einen reichlichen Teelöffel Manuka-Honig MGO400+, schlucken Sie ihn rasch hinunter und legen Sie sich hin. Verändern Sie Ihre Liegeposition mehrfach im Sinne einer klassischen Rollkur. Wenn Sie es einrichten können, schieben Sie die gleiche Übung nochmals vor dem Mittagessen ein. Und bleiben Sie hartnäckig. Helicobacter sind es auch.

Herpes labialis, Herpes simplex, Lippenherpes | Nehmen Sie Manuka-Honig MGO100+ oder stärker und/oder Propolis-Tinktur. Direkt auf die Herpesbläschen auftragen bzw. auf die gespannte Stelle, die Sie bereits vor Ausbruch verspüren. Seien Sie besonders in Stresszeiten auch darauf vorbereitet. Unter der Honig- bzw. Propolisbehandlung wird es zum schnelleren Abheilen und auch zu weniger Rezidiven (Wiederausbrüchen) kommen.

Herpes genitalis, Genitalherpes | Gleicher Erreger, andere Eintrittspforte. Vorgehensweise wie bei → Herpes labialis, Propolislösung ohne Alkohol wählen.

Herpes zoster | Siehe → Gürtelrose

Heuschnupfen, Pollenallergie | Hyposensibilisierung mit Honig aus der Region. Siehe auch → Allergien

Hordeolum | Siehe → Gerstenkorn

Hornhautentzündung (Keratitis) | Siehe → Augenentzündung

Hospitalkeime | Siehe → Wunden

Husten | Siehe → Bronchitis

K

Karies (Zahnfäule) | Wird durch Bakterien verursacht und durch ein Ungleichgewicht der Mundflora (Dysbiose) begünstigt. Manuka-Honig wirkt gegen pathologische (krankmachende) Keime und fördert physiologische (gesund erhaltende) Bakterien. Ich benutze eine Zahnpasta, die Manuka-Honig MGO400+, Propolis und Manukaöl enthält. Mit Manuka-Honig und Propolis-Tinktur zweibis dreimal täglich den Mundraum einspeicheln sorgt für ein gesundes Mundklima. Zucker fördert zwar normalerweise die Bildung von Kariesbakterien, aber das Methylglyoxal wirkt in Verbindung mit dem Zucker eher wie Rattengift auf diese Übeltäter.

Kehlkopfentzündung (Laryngitis) | Durch virale (Infekte) und mechanische (übermäßiges Sprechen, Rauchen, trockene Luft, Magenreflux, behinderte Nasenatmung etc.) Belastungen hervorgerufene Entzündung des Kehlkopfes. Manuka-Honig MGO250+ eventuell auf dem Bauch liegend in kleinen Mengen den Rachen hinuntergleiten lassen, gegebenenfalls im Wechsel oder in Kombination mit Propolis-Tinktur.

Ein Teelöffel des Honigs in einer Tasse Salbeitee ist auch empfehlenswert. Mehrmals täglich in kleinen Schlückchen trinken. Schädigende Einflüsse und Gewohnheiten vermeiden. Bei chronischer Laryngitis unbedingt einen Arzt konsultieren. Siehe auch → Halsschmerzen

Keratitis (Hornhautentzündung) | Siehe → Augenentzündung

Konjunktivitis | Siehe → Bindehautentzündung

Krampfadern | Siehe → Venenentzündung

Krankenhauskeime | Siehe → Wunden

Krebs | Manuka-Honig und Propolis besitzen antikarzinogene (krebshemmende) Eigenschaften. Als begleitende Behandlung zu einer konventionellen Krebstherapie verstärken sie gegebenenfalls die gewünschte Hauptwirkung und vermindern oder verhindern die ungewollten Nebenwirkungen. Siehe hierzu ab der 2. Auflage meines Buches „Manuka-Honig – Ein Naturprodukt mit außergewöhnlicher Heilkraft" dort auch die Kapitel „Produkte, die die positive Wirkung von Manuka-Honig unterstützen" (ab Seite 124) insbesondere → Propolis, → Grüner Tee und → Aloe Vera und „Süßer Krebstod" (ab Seite 172).

L

Laryngitis | Siehe → Kehlkopfentzündung

Lippenherpes | Siehe → Herpes labialis

M

Magengeschwür (Ulcus ventriculi) | Siehe → Helicobacter pylori

Magenschleimhautentzündung | Siehe → Helicobacter pylori

Mandelentzündung (Tonsillitis) | Manuka-Honig MGO250+ und/oder Propolis-Tinktur direkt auf die entzündeten Mandeln pinseln (auftragen). Mehrmals täglich wiederholen. Siehe auch → Halsschmerzen

Morbus Crohn | Kann im gesamten Verdauungstrakt von der Mundhöhle bis zum After auftreten, bevorzugt jedoch im terminalen Ileum (letztes Stück des Dünndarms) und in den Dickdarm übergehend. Siehe auch Empfehlungen zu → Colitis ulcerosa, → Helicobacter pylori, → Durchfall

Mukositis (Entzündung der Schleimhäute) | Besonders in Mund, Rachen und Speiseröhre, häufig als Nebenwirkung einer Chemotherapie. Manuka-Honig MGO250+ nach Bedarf im Mund zergehen lassen und langsam schlucken, wobei die betroffenen Schleimhäute ausgiebig benetzt werden sollten. Schon durch die osmotische, befeuchtende Wirkung des Honigs erfährt der Patient Erleichterung. Gleichzeitig werden Erreger und Entzündung dezimiert. Siehe auch → Aphthen, → Gingivitis, → Mundschleimhautentzündung, → Mundfäule, → Halsschmerzen

Mundfäule (Stomatitis aphthosa) | Durch Herpesinfektion verursachte Aphthen im gesamten Mundraum. Siehe auch → Aphthen, → Herpes labiales

Mundschleimhautentzündung (Stomatitis) | Manuka-Honig MGO250+ nach Bedarf in kleinen Mengen in den Mund nehmen und lange darin behalten. Gut einspeicheln und in der gesamten Mundhöhle verteilen. Siehe auch → Aphthen, → Gingivitis, → Mukositis, → Karies

N

Nagelpilz | Siehe → Fußpilz

Neurodermitis (Atopisches Ekzem) | Manuka-Honig MGO100+ direkt auf die betroffenen Hautstellen auftragen und verbinden. Manukaöl gemischt mit einem hautfreundlichen Trägeröl 1:50 (2 %) auf das Ekzem auftragen. Vorschlag: nachts Manuka-Honig, tagsüber Manukaöl verwenden. Allergene meiden. Ein entsprechendes Fertigprodukt ist im Handel erhältlich.

O

Offene Beine (Ulcus cruris) | Die geschwürige offene Stelle mit Manuka-Honig MGO100+ vollständig auffüllen und verbinden. Anfangs Verbandswechsel eventuell mehrmals täglich und zwischendurch mit Kochsalzlösung ausspülen. Suchen Sie die Zusammenarbeit mit einem Pflegedienst und mit Ihrem Hausarzt. Siehe auch → Diabetisches Fußsyndrom und → Dekubitus

P

Pankreatitis | Siehe → Bauchspeicheldrüsenentzündung

Parodontose (eigentlich Parodontitis, Entzündung des Zahnhalteapparates) | Zumindest ein Fortschreiten der ursächlichen bakteriellen Infektion kann aufgehalten werden. Mittel der Wahl: Manuka-Honig MGO250+ und Propolis-Tinktur. Siehe auch → Gingivitis und andere Entzündungen im Mundraum

Pharyngitis (Rachenentzündung) | Siehe → Halsschmerzen

Phlebitis | Siehe → Venenentzündung

Pollenallergie | Hyposensibilisierung mit Honig aus der Region. Siehe auch → Allergien

Prostatitis (Prostataentzündung) | Ähnliche Vorgehensweise wie bei → Blasenentzündung. Trinken Sie über den Tag verteilt ein bis zwei Liter Grünen Tee mit je einem Teelöffel Manuka-Honig MGO400+ pro Tasse.

Psoriasis (Schuppenflechte) | Manuka-Honig MGO100+ auf die betroffenen Hautstellen auftragen und gegebenenfalls verbinden. Apitherapeuten empfehlen die gleichzeitige Einnahme des Honigs und anderer Bienenprodukte wie Blütenpollen, Propolis und Gelée Royale. Viele von ihnen therapieren die Schuppenflechte erfolgreich mit Bienengift. Siehe auch → Neurodermitis

R

Rachenentzündung | Siehe → Halsschmerzen

Refluxösophagitis (Speiseröhrenentzündung durch Magensäurerückfluss) | Dreimal täglich einen Teelöffel Manuka-Honig MGO250+ oder stärker. Rasch schlucken und hinlegen. Säurebildende Speisen meiden. Siehe auch → Mukositis

Rhinitis | Siehe → Schnupfen

Rhinosinusitis (Nasen-Nasennebenhöhlenentzündung, auch chronische durch so genannte Biofilme unterhaltene) | Führen Sie eine Nasenspülung mit Manuka-Honig MGO250+ oder stärker durch. Eine vorherige Reinigung mittels Kochsalzlösung erscheint angebracht. Füllen Sie den Honig danach in ein Nasenduschgefäß, aufgelöst in warmem Wasser im Mischungsverhältnis von ca. 1:10. Während Sie ein Nasenloch zuhalten und den Rachenabfluss mit der Zunge verzögern, lassen Sie die Mischung in das andere Nasenloch einfließen. Stellen Sie durch entsprechende Kopfhaltung sicher, dass die kostbare Lösung zum einen in die Nebenhöhlen eindringen kann, um dort direkt auf der Schleimhaut ihre Wirkung zu entfalten, und zum anderen nicht ungenutzt wieder hinaus fließen kann. Anschließend, besonders über Nacht, Manuka-Honig pur tief in die Nase einbringen, eventuell mit längeren Wattestäbchen auch durch die Öffnungen in die Nebenhöhlen einbringen. Durch gezielte Nasenatmung inhalieren. Bei einer Anwendung im Liegen können Sie den Honig besonders sicher und anhaltend dorthin bringen, wo er wirken soll. Probieren Sie es aus, und bleiben Sie hartnäckig. Biofilme sind es auch.

Rosazea (Gesichtsrose) | Siehe → Couperose

S

Schleimhautentzündung | Siehe → Mukositis

Schnupfen (Rhinitis) | Manuka-Honig MGO250+ in die Nase einbringen und tief inhalieren. Mehrmals täglich wiederholen. Honig trocknet die Nasenschleimhäute nicht aus. Siehe auch → Rhinosinusitis

Schuppenflechte | Siehe → Psoriasis

Sinusitis | Siehe → Rhinosinusitis

Sodbrennen | Siehe → Refluxösophagitis

Speiseröhrenentzündung | Siehe → Refluxösophagitis

T

Tonsillitis | Siehe → Mandelentzündung

Thrombophlebitis | Siehe → Venenentzündung

U

Ulcus cruris | Siehe → Offene Beine

Ulcus duodeni (Zwölffingerdarmgeschwür) | Siehe → Helicobacter pylori

Ulcus ventriculi (Magengeschwür) | Siehe → Helicobacter pylori

V

Venenentzündung (Phlebitis – Gefäßentzündung nach Durchblutungsstörungen, besonders an den Beinen, „Krampfadern") | Die akute Thrombose und Entzündung der oberflächlichen Beinvenen stellt eine Vorstufe zum Offenen Bein (Ulcus cruris venosum) dar. Die tiefe Beinvenen-Thrombose gehört unbedingt unter ärztliche

Beobachtung, da sie die Gefahr einer Lungenembolie (Verstopfung der Lungengefäße durch einen gelösten Thrombus = Blutgerinnsel) birgt. Umschläge oder Verbände mit Manuka-Honig MGO100+ können der Entzündung entgegenwirken. Unmittelbarer wäre die Wirkung von Honiginjektionen. Mit normalem Blütenhonig hat man bereits gute Ergebnisse erzielt, mit Manuka-Honig ist jedoch ein noch weitaus höherer Erfolg zu erwarten. Viel Bewegung und ausreichendes Wassertrinken beugen einem Erkrankungsrisiko vor, langes Sitzen und die Antibabypille erhöhen es. Siehe → Offene Beine

Verbrennungen | Ziehen Sie einen Arzt zu Rate, und vermeiden Sie jede Verunreinigung. Bei leichten Verbrennungen Manuka-Honig MGO100+ auf steriles Verbandsmaterial auftragen und vorsichtig auf die verbrannte Haut auflegen. Behutsam verbinden. Anfangs mehrmals täglicher Verbandswechsel.

W

Warzen | Da Warzen meistens durch Viren verursacht werden, können Sie diese ebenfalls mit Manuka-Produkten behandeln. Vor allem reines Manukaöl eignet sich dafür. Betupfen Sie die Warze mehrmals täglich damit. Der endgültige Behandlungserfolg sollte sich nach einigen Wochen einstellen.

Wunden | Frische Verletzungen gegebenenfalls reinigen, ansonsten Manuka-Honig MGO100+ direkt in die Wunde einbringen und über die Wundränder hinaus auftragen bzw. einen mit Manuka-Honig getränkten Wundverband in entsprechender Größe auflegen und verbinden. Anfangs mindestens täglich den Verband wechseln. Bei chronisch infizierten Wunden, insbesondere wenn Hospitalkeime im Spiel sind, stellt der Manuka-Honig zunächst ein steriles Wundmilieu her, bevor die Heilungsphase so richtig durchstarten kann. Das kann etwas länger dauern. Ihre Geduld wird jedoch in aller Regel belohnt. Siehe auch → Diabetisches Fußsyndrom, → Dekubitus und → Offene Beine

Wundliegen | Siehe → Dekubitus

Z

Zahnfäule | Siehe → Karies

Zahnfleischentzündung | Siehe → Gingivitis

Zeckenbiss | Siehe → Borreliose

Zwölffingerdarmgeschwür | Siehe → Ulcus duodeni

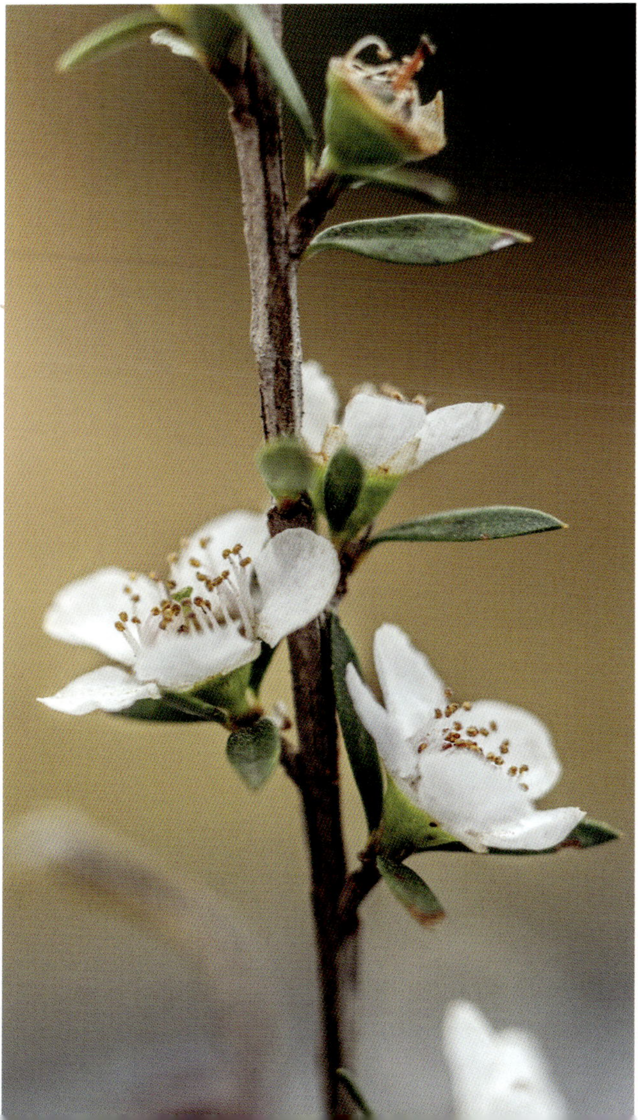

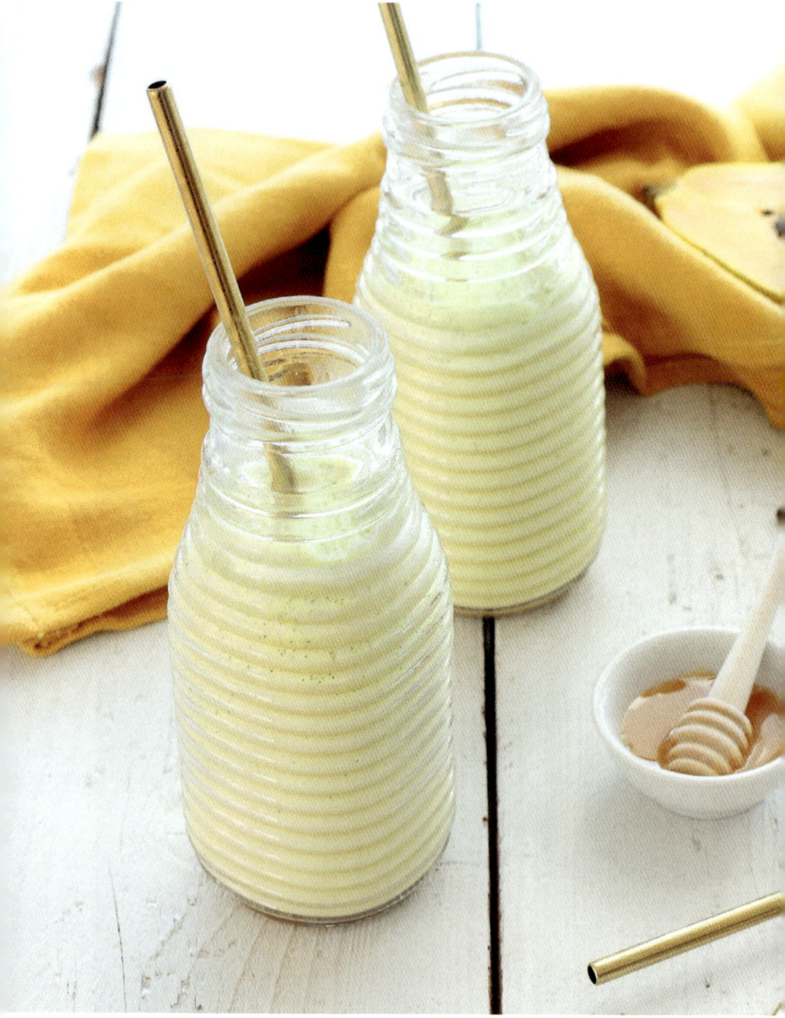

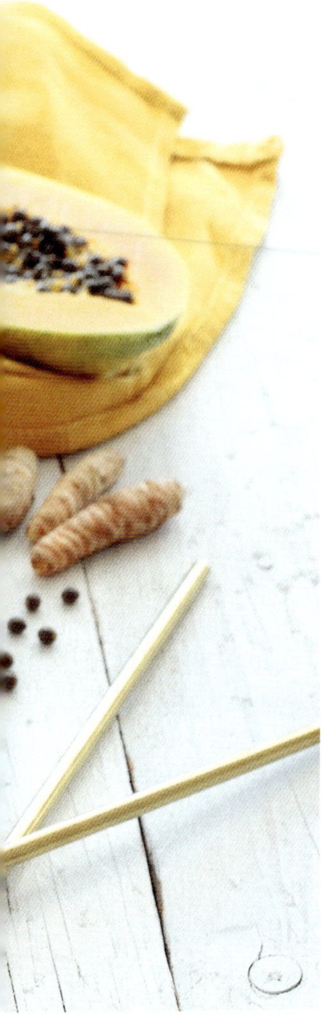

REZEPTE MIT MANUKA-HONIG

Manuka-Honig stellt an sich bereits einen reichhaltigen Wirkstoffcocktail aus vielleicht 200 Einzelbestandteilen dar, die sich zudem gegenseitig ergänzen und verstärken. Solche Synergieeffekte sind jedoch auch in Kombination mit anderen Naturprodukten erreichbar. Die nachfolgenden Manuka-Rezepte zeigen Möglichkeiten zu einer angenehmen und effektiven Anwendung des Honigs im Verbund mit bewährten Naturheilmitteln auf.

MIXS BIENEN-BALSAM, MEINE BELIEBTE ALLZWECKSALBE

Zutaten

Alle Zutaten möglichst in Bio-Qualität

80 ml	*Olivenöl*
20 ml	*Avocadoöl*
20 g	*reines Bienenwachs (ich verwende frisches Deckelwachs)*
20 g	*Manuka-Honig (MGO100+, gerne stärker) ca. 1 gehäufter TL*
10 ml	*alkoholfreie Propolislösung*
10 Tr.	*reines Manukaöl*

Zubereitung

Das Öl in einem Glas (ich benutze braune 500-g-Honiggläser und die doppelte Menge von allem) im Wasserbad erhitzen und das Bienenwachs darin vollständig auflösen. Nicht das kalte Glas in heißes Wasser stellen. Bruchgefahr! Das Wachs zuvor in kleine Stücke raspeln, damit es sich schnell und schonend auflöst. Danach das Glas aus dem heißen Wasser nehmen und nacheinander den Honig, die Propolislösung und das Manukaöl mit einem Holzspatel/Stäbchen einrühren.

Während des Abkühlvorgangs weiterrühren, bis die Masse sich nicht mehr entmischt. Am besten nach vollständiger Abkühlung in kleinere Gefäße (Gläschen/Tiegel) umfüllen. Das genannte Mengenverhältnis von Wachs zu Öl ergibt eine Konsistenz, die auch bei schwankenden Temperaturen (Sommer/Winter) nicht zu hart oder zu weich wird. Diese Salbe eignet sich z. B. als Lippenbalsam, aber auch bei Hautentzündungen, Insektenstichen oder Sonnenbrand. Ich benutze sie sogar als Sonnenschutz. Möglicherweise spielt der Manuka-Honig und das darin enthaltene Kohlenhydrat Dihydroxyaceton (DHA) dabei eine Rolle.

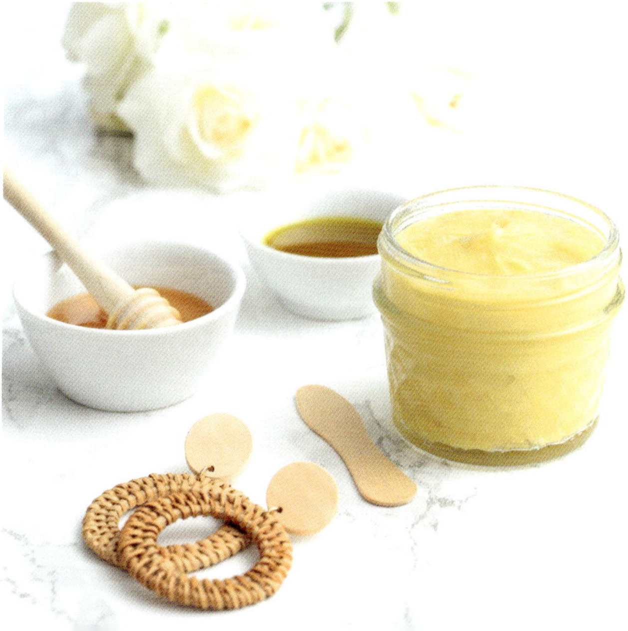

MANUKA-SAUERHONIG (OXYMEL)

Zutaten

250 g	*Manuka-Honig, z. B. MGO100+*
100 ml	*naturtrüber Bio-Apfelessig*

Zubereitung

Oxymel, also Sauerhonig, wird gerade vielerorts wiederentdeckt. Bei Oxymel simplex handelt es sich um eine Mischung aus Honig und Essig, die die guten Eigenschaften beider Naturstoffe in sich vereinigt und gegenseitig verstärkt. Beides sind sehr gute Mittel, um damit Auszüge aus Kräutern, Beeren und Gewürzen herauszulösen. Hildegard von Bingen war vor ca. 900 Jahren keineswegs die Erste, die seine Wirkung pries. Die älteste Erwähnung geht auf Pythagoras von Samos zurück, der vor ca. 2500 Jahren lebte. Keine Angst, jetzt folgt kein Mathematik-Referat. Etwas Mengenlehre vielleicht, was das Mischungsverhältnis anbelangt. 3:1 oder 4:1, also 3 bis 4 Teile Honig auf einen Teil Essig. Ich selbst bevorzuge das Verhältnis 5:2. Bei „normalem" Honig nehme ich einfach ein 500-g-Glas und mische es mit 200 ml Essig. Bei Manuka-Honig kann man es ja zunächst mal mit einer kleineren Menge ausprobieren, also beispielsweise mit 250 g Manuka-Honig und 100 ml Essig.

Diese Grundmischung in einem verschließbaren Glas gründlich mit einem Holz- oder Kunststofflöffel verrühren, was so lange (zwei bis drei Tage) zu wiederholen ist, bis sich kein Honigsatz mehr am Boden des Glases befindet. Sie können diese Mischung bereits pur genießen oder nach Geschmack wie Sirup in einem Glas Wasser lösen und trinken. Allerdings sind die vielfältigen Möglichkeiten, darin gesunde Auszüge herzustellen, viel interessanter.

Ca. 30 g Hustenkräuter wie Huflattich, Thymian, Spitzwegerich, Salbei, am besten frisch, etwa zu gleichen Anteilen klein schneiden und in die Grundmischung einrühren. Knoblauch, Zwiebeln und Meerrettich wären ebenfalls mögliche Beigaben. Die damit erzielte Wirkung entschädigt für den gewöhnungsbedürftigen Geschmack. 14 Tage ziehen lassen und täglich umrühren. Anschließend durch ein feines Kunststoffsieb abseihen und in eine dunkle Flasche füllen. Einen Schuss davon können Sie getrost auch in heißes Wasser geben und trinken.

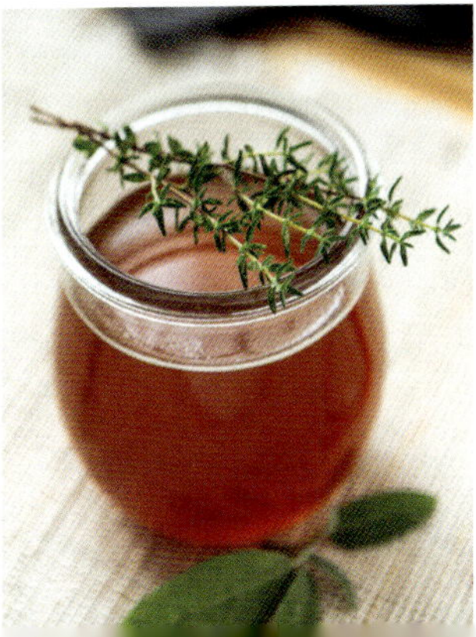

Es gibt unendlich viele Kombinationsmöglichkeiten. Zwei meiner Favoriten verrate ich Ihnen jetzt.

INGWER-KURKUMA-OXYMEL

Zutaten

Oxymel-Grundmischung

15 g	*Bio-Ingwer frisch*
15 g	*Bio-Kurkuma frisch*
½	*Bio-Zitrone (in Scheiben geschnitten oder nur den Saft)*

Dazu wahlweise

½	*Bio-Vanilleschote, klein geschnitten und/oder*
½ TL	*Bio-Pfeffer schwarz, grob gemahlen oder zerstoßen*

Zubereitung

Ingwer- und Kurkumaknollen unter dem Wasserhahn abbürsten, mit Schale kleinreiben und mit den anderen Zutaten vermischen. Während der zweiwöchigen Auszugsphase täglich umrühren und anschließend durch ein Kunststoffsieb gießen und dabei die Feststoffe mit einem Löffel pressen. Den Trester müssen Sie nicht unbedingt kompostieren. Ich trockne ihn noch etwas nach und bewahre ihn in einem Glas auf, um ihn als kleinen Snack auf Wanderungen mitzunehmen oder einfach für zwischendurch zum Naschen. Wohlschmeckend süß-sauer mit einer erfrischenden Schärfe und reich an faserigen Ballaststoffen. Dieses Oxymel würde sich sehr lange auch ohne Kühlung halten, wäre es nicht so lecker.

Diese Mischung unterstützt Ihr Immunsystem, Ihre Gallenfunktion und vieles mehr. Ein Schuss davon in einem Glas Wasser ergibt ein Getränk, das Sie zum Essen, bei der Arbeit, beim Sport oder wann auch immer genießen können. Ich habe einen Liter davon immer auf meinen Wanderungen dabei.

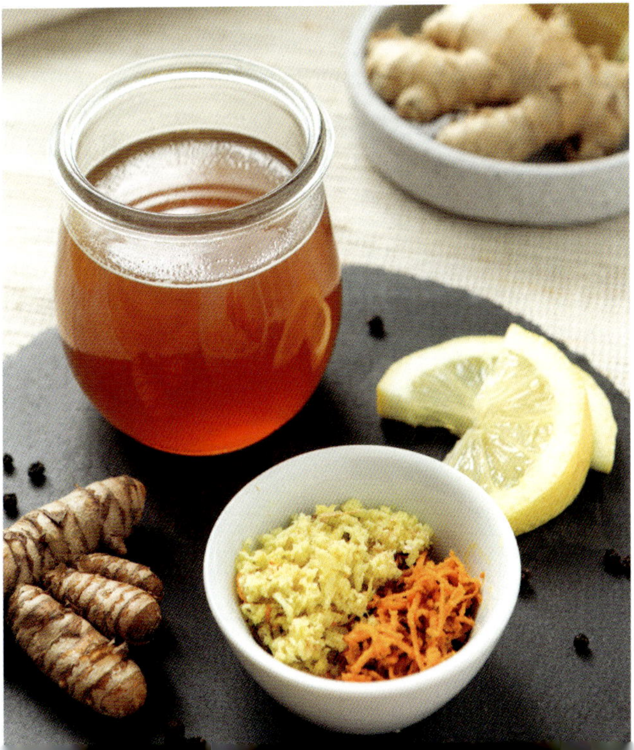

POLLEN-ZIMT-OXYMEL

Zutaten

Oxymel-Grundmischung
25 g Blütenpollen
15 g Sonnenblumenlecithin
25 g Bio-Zimtpulver

Zubereitung

Die Zutaten wieder miteinander vermischen und einige Tage ziehen lassen. Das kann sogleich in einer dunklen

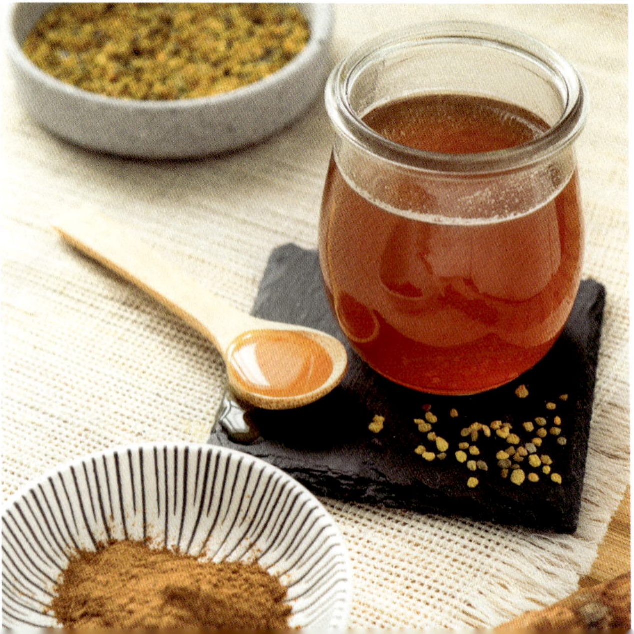

Flasche geschehen, da es sich ohnehin empfiehlt, die Mischung vor jedem Gebrauch zu schütteln. Das Lecithin ist zwar ein guter Emulgator, trotzdem wird sich immer etwas nach oben und unten absetzen.

Dieser Energydrink enthält die eiweißreiche, stimmungsaufhellende Flowerpower aus Tausenden von Pollen und Zimt, der nicht nur den aromatischen Geschmack beiträgt. Ihm wird eine ausgleichende Wirkung auf den Insulinhaushalt, aber auch eine antimikrobielle Wirkung in Darm und Blase nachgesagt, ebenso wie eine positive Beeinflussung des Herzkreislaufsystems. Letzteres leitet sich eventuell von seinem Cumarin-Gehalt ab, der allerdings bei der chinesischen Variante Cassia deutlich höher ausfällt als beim Ceylon-Zimt. Cumarin (Marcumar) wird Herzkreislauf-Kranken als Blutverdünner verordnet.

Davon nehme ich immer mal zwischendurch einen Esslöffel voll und lasse ihn langsam im Mund zergehen. Ansonsten auch einfach mit kaltem und gelegentlich heißem Wasser mischen.

1 TL Zimtpulver kann man auch direkt mit 1 EL Manuka-Honig mischen und pur genießen. Das Gleiche gilt für Kurkuma-Pulver. Kurkuma-Honig wird als natürliches Antibiotikum hoch gelobt.

GOLDENE MILCH MIT MANUKA-HONIG

Kurkuma ist auch in diesem Rezept die wichtigste Zutat. Manuka-Honig sorgt vornehmlich für die Süße, bringt aber selbstverständlich auch all seine anderen guten Eigenschaften mit ein. Zunächst fertigen wir eine Kurkumapaste an.

Zutaten

Für die Paste:

1 Tasse	*Bio-Kurkumapulver*
3 Tassen	*Wasser*
1 TL	*Bio-Pfeffer schwarz, fein gemahlen*

Kurkuma ist ein Ingwergewächs. Das Curcumin im Kurkuma wird durch die Beigabe von Pfeffer besser vom Körper aufgenommen. Dafür sorgt das im Pfeffer enthaltene Piperin. Ich selbst mische noch drei andere aus der Familie dazu:

1 EL	*Bio-Ingwer*
1 TL	*Bio-Galgant*
1 TL	*Bio-Kardamom*

Die ersten drei Zutaten sind obligatorisch, die anderen optional.

Zubereitung

Alles in einem Topf verrühren und ca. 7 Minuten bei nicht zu großer Hitze köcheln. Die fertige Paste sollte ziemlich trocken sein. Wenn sie in ein verschließbares Glas abgefüllt wurde, sollte die Masse möglichst dicht sein und nur wenig bis kein Wasser mehr austreten. Nach dem Abkühlen kann sie viele Wochen im Kühlschrank aufbewahrt werden. Diese Zubereitungsart mit Erhitzen erschließt die Wirkung des Kurkumas besser als das bloße Einrühren des Pulvers.

Zutaten

Für die goldene Milch je Tasse:

200 ml	*Bio-Vollmilch oder veganen Milchersatz*
1 TL	*Bio-Kokosöl*
1 TL	*Kurkumapaste*
½ TL	*Manuka-Honig*

Zubereitung

Die Milch mit dem Kokosöl erhitzen, nicht kochen. Kurkumapaste und den Honig dazugeben, gut verrühren und heiß genießen.

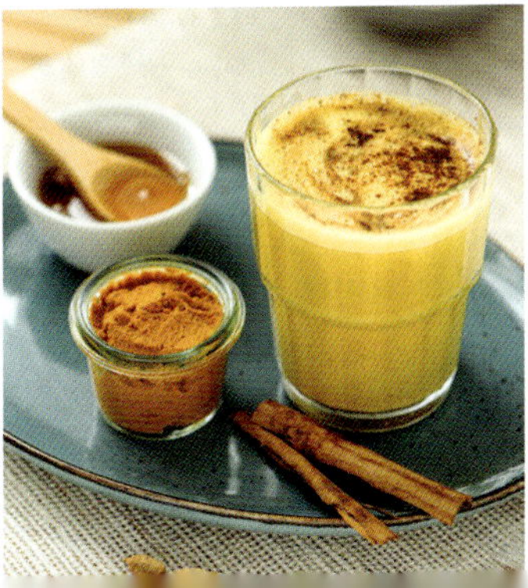

MANUKA-HONIG MIT ALOE VERA

Die Aloe wird als Königin oder gar Kaiserin der Heilpflanzen verehrt. Man spricht von einer ganzen Apotheke in einer Pflanze, weil sie sich aus ein paar Hundert Einzelwirkstoffen zusammensetzt. Mit dem Honig verhält es sich ganz ähnlich, und eine Kombination aus beiden verspricht, ein ganz unglaubliches Powerduo zu bilden. Aloe schmeckt echt bitter und auch eine große Honigmenge vermag dies nicht wegzusüßen. Innerlich wie äußerlich wirkt diese Mischung Entzündungen und Infektionen entgegen. Verbrennungen und sogar Krebs werden als Anwendungsgebiete genannt. Der Honig wird dabei nicht auf seine Geschmack verbessernden und konservierenden Eigenschaften reduziert, sondern er soll die Aloe-Wirkung glatt verdoppeln.

Zutaten

150 g	*frische Aloe vera Typ Linné oder arborescens*
250 g	*Manuka-Honig*
2 EL	*Rum*

Zubereitung

Ich kann stets auf meine Aloepflanzen aus Bio-Anbau zurückgreifen, die ich bereits seit Jahren besitze. Die

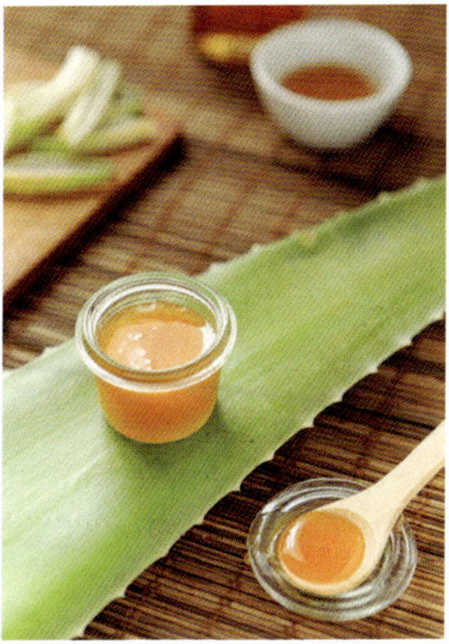

sind schon ziemlich groß, haben sich fleißig vermehrt und bedürfen kaum der Pflege. Unten schneide ich ein passendes Blatt ab, wasche es, entferne lediglich die dornigen Ränder und gebe es mit dem Honig in einen Smoothie-Mixer.

Alles fein pürieren, in ein Glas geben, den Rum dazumischen und verschlossen im Kühlschrank aufbewahren. Die Mischung ist sehr flüssig, und die Aloe-Partikel setzen sich an der Oberfläche ab. Also, vor Gebrauch schütteln. Das Glas. Sie selbst werden sich eventuell nach Gebrauch ebenfalls schütteln. Bitter-süße Medizin. Sie nehmen am besten 15 Minuten vor jeder Mahlzeit einen Löffel voll. Das verbessert die Verdauung und soll sogar bei Krebs helfen.

Selbst wenn Sie kein akutes gesundheitliches oder kosmetisches Problem mit Manuka-Honig zu lösen haben, können Sie sich und Ihrem Immunsystem mit diesem erlesenen Naturprodukt etwas Gutes tun. Das funktioniert auch, wenn Sie das Ganze mit einem gesunden Frühstück verbinden.

ZU GUTER LETZT

Manuka-Honig – mit Sicherheit eine gute Wahl

Manuka-Wahrheit und Fake-Juice – wie viel denn wirklich?

Zwei Zahlen werden immer wieder genannt, wenn ein Missverhältnis zwischen weltweitem Angebot und tatsächlicher Produktion von Manuka-Honig in Neuseeland dargestellt werden soll. 10.000 Tonnen sollen pro Jahr verkauft werden, obwohl man nur von einer Produktionsmenge von 1700 Tonnen ausgehen könne. Diese sogar auf Wikipedia veröffentlichen Zahlen sind offensichtlich falsch. Allein die drei größten Produzenten Neuseelands stellen etwa 3000 bis 4000 Tonnen dieser Kostbarkeit her, und mutmaßliche Fälscher werden keine Statistiken veröffentlichen.

Es gab und gibt Fälschungen, das ist keine Frage bei einem so hochpreisig gehandelten Produkt. Von künstlicher Beimengung von Methylglyoxal zu beliebigem Honig bis zu reinem Etikettenschwindel ist alles dabei.

Natürlich blieb die Menge des produzierten Honigs nicht jahrelang unverändert, dafür ist die weltweite Nachfrage einerseits viel zu groß und das Geschäft viel zu lukrativ. Andererseits unterliegt die Ernte eines Naturprodukts ganz natürlichen Schwankungen. Kenner der neuseeländischen Honigszene gehen allerdings davon aus, dass die jährliche Produktionsmenge des Manuka-Honigs eher bei etwa 5000 Tonnen liegen dürfte. Genauere Angaben sind allerdings nicht verfügbar.

Wenn Sie nun schon bereit sind, ziemlich viel Geld für Manuka-Produkte und Ihre Gesundheit auszugeben, dann möchten Sie verständlicherweise sichergehen, dass Sie damit eine Ware erworben haben, die tatsächlich dem Original entspricht und nicht nur originell verpackt wurde. Manuka-Honig stellt in Neuseeland einen bedeutenden Wirtschaftsfaktor dar, und sowohl ehrliche Produzenten als auch die neuseeländische Regierung in Gestalt des Ministeriums für Primärindustrie (MPI) haben ein Interesse daran, einen eindeutigen Beweis für die Echtheit von Manuka-Honig zu liefern.

Manuka-Sicherheit wird zur Regierungssache erklärt

Nach vielen Jahren hat sich die neuseeländische Regierung dafür entschieden, zum Schutz des hochwertigen Exportgutes Manuka-Honig Regularien aufzustellen.

Man unterscheidet zwischen reinen (monofloralen) und mit anderen Nektaren gemischten (multifloralen, also in der Wirkung schwächeren) Manuka-Honigsorten anhand verschiedener sogenannter Marker. Diese sind chemische Bestandteile und genetische Erkennungsmerkmale, mit denen die Honige klar unterschieden und als echt identifiziert werden können. Dass Methylglyoxal nicht zu den chemischen Markern gehört, mag daran liegen, dass dieser Wert theoretisch manipuliert werden kann. Um Sie an dieser Stelle nicht mit zu vielen Fachbegriffen zu langweilen, hier noch für wissenschaftlich Interessierte die entsprechende Tabelle des neuseeländischen Landwirtschaftsministeriums:

Vier chemische Stoffe müssen vorhanden sein

Test auf:	Monofloral	Multifloral
(1.) 3-Phenylmilchsäure	mind. 400 mg/kg	mind. 20 mg/kg
(2.) 2'-Methoxyacetophenon	mind. 5 mg/kg	mind. 1 mg/kg
(3.) 2-Methoxybezoesäure	mind. 1 mg/kg	mind. 1 mg/kg
(4.) 4-Hydroxyphenylmilchsäure	mind. 1 mg/kg	mind. 1 mg/kg

Zusätzlich wird für beide Varianten ein Gentest vorgeschrieben, der DNS aus Manukapollen im Honig nachweist.

Glaubensfrage UMF oder MGO?

Physikalischen Größen wie Geschwindigkeit kann man sich mit Vergleichswerten annähern – so schnell wie ein Gepard oder so langsam wie eine Schildkröte – aber allgemein bedient man sich einer messbaren Einheit aus Strecke und Zeit, also Kilometer pro Stunde. James Watt nannte eine Krafteinheit noch Pferdestärke (PS). Heute ist die international dafür benutzte Einheit das nach ihm benannte Watt x 1000 = kW. Solche verbindlichen Maßeinheiten machen Leistungen verlässlich messbar.

Für die Umrechnung von PS in kW gibt es eine Formel. Bei der Aktivitätsmessung des Manuka-Honigs bekommt man im Vergleich der Messverfahren UMF zu MGO bestenfalls Annäherungen. Absolute und reproduzierbare Messwerte erhält man bei Bestimmung des MGO-Gehalts, nämlich so und so viel mg Methylglyoxal pro Kilogramm Honig.

Ganz ähnlich argumentierte Prof. Henle, als er anlässlich der 10-Jahresfeier seiner Entdeckung einen Vortrag vor Fachpublikum in Neuseeland hielt: „Wenn Sie den Betrunkenheitsgrad mehrerer Trinker ermitteln wollen, können Sie vergleichen, wie jeder von ihnen eine Linie entlang läuft oder wie sehr sein Sprechvermögen beeinträchtigt ist. Sie können natürlich auch einfach den Blutalkoholgehalt bestimmen."

Die Bezeichnung UMF beschreibt also die Wirkung gegen Bakterien im Vergleich zu dem chemischen Antiseptikum Phenol, also quasi den „Betrunkenheitsgrad". Mit MGO gekennzeichnete Honige nennen schlichtweg die Menge des Wirkstoffs Methylglyoxal in mg/kg, wenn Sie so wollen, den „Alkoholgehalt".

Strenge Verordnungen verhindern Honig-Betrug

Manipulationen zur Beschleunigung der Umwandlung von Dihydroxyaceton (DHA, Erklärung siehe S. 16) zu MGO und Lagerungsfehler (zu warm) können zu Qualitätsminderung bis hin zu einem Verkaufsverbot führen, wenn der Honig durch Erhitzung denaturiert wurde und demzufolge wertvolle Enzyme zerstört und unerwünschte Abbauprodukte vermehrt vorhanden sind. Fachleute sprechen von zu niedrigen Diastase- und Invertasewerten bei erhöhten HMF-Werten (Hydroxymethylfurfural). Ob ein Honig in Verkehr und zum Verzehr gebracht werden darf, wird durch entsprechend strenge Verordnungen mit Grenzwerten und Laborkontrollen geregelt. Bei nicht im Erzeugerland verpackten und versiegelten Manuka-Honigen ist eine Einhaltung dieser

Werte nur bei entsprechenden Maßnahmen gewährleistet. Dazu gehört vor allem die Vermeidung von starkem Lichteinfall und Hitze. Abfüllungen in Deutschland oder Europa können die Qualitätsanforderungen durchaus erfüllen, zumal sie ohnehin der jeweiligen Honigverordnung entsprechen müssen, die auch hier sehr streng ausfällt. Seriöse Anbieter werden Ihnen sicher entsprechende Analysen vorlegen können. Teilweise sind solche Informationen schon direkt über einen QR-Code auf dem Glas abrufbar.

FAZIT

Achten Sie auf das Qualitätsmerkmal Methylglyoxal (MGO). In Neuseeland abgefüllte Honige werden gelegentlich noch mit UMF gekennzeichnet. Ein verlässlicher Beweis dafür, dass Sie ein original in Neuseeland hergestelltes und verpacktes Produkt erwerben, ist das Silberfarn-Kennzeichen. Dieses geht auf eine Regierungsinitiative zurück und setzt für die Lizenzvergabe die Einhaltung sehr strenger Kriterien voraus. Das Symbol mit Angabe der Lizenznummer auf dem Etikett garantiert die Echtheit eines neuseeländischen Qualitätsprodukts. Vertrauen Sie hinsichtlich der Honigqualität Anbietern, die offensichtlich schon lange am Markt sind, denn Pfuschern und Panschern wird erfahrungsgemäß irgendwann durch die Behörden das Handwerk gelegt.

REGISTER

A

Abszess 81
Akne 62, 81
aktiv 20
Aktivitätsgrad 77
Allergien 37, 81
Aloe Vera 116
Ammoniak 42
Antibabypille 101
antibakteriell 17, 62
Antibiose, selektive 87
Antibiotika 20, 21, 30, 32, 33, 41, 42
antibiotikaresistent 21, 53
antibiotisch, selektiv 28
antientzündlich 34, 44, 55, 62, 85
antimikrobiell 15, 16, 33, 42, 44, 55, 66, 67, 68, 70, 85, 112
antioxidativ 62
Aphthen 28, 81
Arthritis 81
Asthma 82
Augenentzündung 65, 82

B

Bakterien 21, 28, 32, 37, 42, 54, 55, 66, 92, 122
Bauchspeicheldrüsen-entzündung 83
Beine, offene 96
Bienen 10, 16, 67, 68
Bienen-Balsam 106
Bifidobakterien 67
Bindehautentzündung 83
Biofilm 32, 55, 98, 99
Blase 48
Blasenentzündung 29, 67, 83
Blütenpollen 47, 82, 83, 86, 98, 112
Borreliose 83
Bronchien 36, 37, 82
Bronchitis 84

C

Calendulaöl 63
Candida albicans 84
Chemotherapie 21, 95
chronisch obstruktiv 37
Colitis ulcerosa 44, 85
Cook, James 14, 70
COPD 37
Corona-Virus 38
Couperose 85
Cumarin 112

D

Dampfbad 35, 36, 82
Darm 23, 24, 44, 45, 61
Darmerkrankungen 42, 85
Darmflora 28, 42, 44, 87
Dekubitus 59, 86
Demodex-Milbe 85
Depressionen 86
DHA Dihydroxyaceton 16, 42, 122
Diabetiker 46, 65
Dihydroxyacetonphosphat 16
Divertikulitis 44, 87
Druckgeschwür 86
Durchfall 41, 87

E

Ekzem 88, 96
Energydrink 113
Entzündungen 25, 28, 30, 32, 38, 45, 48, 65, 69, 75
Epithel 54, 56
Erkältung 37
Erreger 23, 30, 37, 38, 95

F

Fieber 37
First-Pass-Effekt 46
Fleming, Alexander 20
Fruchtzucker 46
Fälschungssicherheit 11,118-121
Fußpilz 88
Fußsyndrom, diabetisches 59, 87

G

Gastritis 41, 88, 91
Gefäßentzündung 100
Gelée Royale 86, 89, 98
Genitalherpes 92
Gentest 121
Gerstenkorn 65, 89
Gesichtsrose 85
Gingivitis 30, 89
Goldene Milch 114
Granulationsgewebe 87
Granulationsschicht 55
Grippe 89
Gürtelrose 89

H

Halsschmerzen 90
Hämorrhoiden 90
Harnröhre 67
Hauptwirkung 21, 94
Hauterkrankungen 61, 81
Hautschichten 54, 59
Hefepilze 66, 84, 91
Helicobacter pylori 24, 41, 42, 91
Heilungsprozess 55, 64, 87
Henle, Thomas 16, 21, 42, 75,121
Herpes 64, 89, 91, 92
Heuschnupfen 92
HMF Hydroxymethylfurfural 122
Honiginjektionen 65, 101
Hordeolum 92
Hornhautentzündung 92
Hospitalkeime 57, 102
Husten 37, 39, 84, 109
Hydroxyphenylmilchsäure 120
Hyposensibilisierung 92, 97

I

Immunsystem 37, 38, 55, 61, 80, 81, 111, 117
Infektion 25, 28, 30, 32, 45, 65, 69, 80, 90, 97
Inhalation 35, 36, 37, 99

J

Juckreiz 90

K

Karies 92
Katalyse 48
Kehlkopf 39, 40, 93
Keime 20-24, 28, 92
Keloidbildung 56
Keratitis 93
Klinik Havelhöhe 11
Konsistenz 22
Kontakt 23, 30, 67
Krebs 38, 94, 116
Kuhfuß, Reinhard 74-77
Kurkuma 110, 113, 114

L

Lagerung 16
Laktobazillen 67
Laryngitis 93
Lebensmittelchemie 16, 75
Leber 46, 47, 48
Lebertran 20
Leptospermum scoparium 14, 70
Luftröhre 39
Lunge 36, 38, 39, 61

M
Magen 41
Magengeschwür 91
Magenschleimhaut-entzündung 41, 88, 91
Mandelentzündung 95
Manukafaktor, einzigartiger 16, 75
Manukaöl 33, 36, 63, 70
Manukapflanze 10, 16, 70,
Manuka-Pioniere 74
Manuka-Wundheilhonig 59
Maori 10, 14
Medizinprodukt 59
Melaleuca alternifolia 70
Methoxyacetophenon 120
Methoxybenzoesäure 120
Methylglyoxal 16, 17, 42, 56, 66, 75, 93, 118
MGO 16, 17, 118, 121
Mikroben 30
Mikrobiom 66
Milchsäure 44
Milchsäurebakterien 67
Molan, Peter 15
monofloral 119, 120
Morbus Crohn 44, 95
MPI 119
Mukositis 38, 95
Mundschleimhaut 28, 49, 81, 96

N
Nagelpilz 70, 88
Narben 56, 60
Nase 30, 99
Nasennebenhöhlen 30, 98
Nebenwirkung 38, 95
Neuseeland 10, 14, 17, 68, 118
Neuseelandhaus 74
Neurodermitis 62, 96
Nieren 48

O
Ödeme 54
Opportunisten 64
osmotisch 29, 54, 95
Oxymel 108

P
Pankreatitis 83
Parodontitis 30, 97
Pepsin 41, 42
Pharyngitis 97
Phenol 17
Phlebitis 97
physiologisch 28, 92
Pilze 66
Piperin 114
Pollenallergie 97
probiotisch 55
prophylaktisch 89
Propolis 63, 67, 83
Prostataentzündung 48, 97
Psoriasis 97

Q
Qualität / Tests 11, 123

R
Rachen 24, 37
Rachenentzündung 39, 90
Refluxösophagitis 41, 98
Rhinitis 31, 99
Rhinosinusitis 32, 98
Rollkur 24, 43, 91
Rosazea 85

S
Salbei 85, 93

Salbe 63, 106
Säure 42
Säureschutzmantel 61
Scheidenpilz 67, 85
Schleimhautentzündung 38, 95
Schmerzen 34, 41, 55, 87, 90
Schnupfen 31, 99
Schuppenflechte 62, 97
Schweinefleisch 89
Selbstbehandlung 59
Selbsthilfe 80
Sehnenscheidenentzündung 75
Sekundärinfektion 85
Silberfarn 17, 123
Sinusitis 99
Sonnenblumenlecithin 112
Speichel 23, 89
Speicherorgan 46
Speiseröhre 39, 40
Speiseröhrenentzündung 98
Speisehonig 10, 59
Stabilisierung des Immunsystems 81
Staphylokokken 65
Stimmbänder 40
Stimmungsaufhellung 86
Stoffwechselprodukte 44
Stomatitis 30, 96
Stress 64, 85, 88
Sydney 21
Synergie 49
synergistisch 33
systemisch 80, 84

T

Tampon 67, 83, 85, 90
Teebaumöl 14, 70
Tee, Grüner 49, 83
Tonsillitis 95
Trachea 39
Transaminierung 48
TU Dresden 16, 42, 75

U

Ulcus cruris 59, 96
Ulcus / ventriculi 91
UMF 16, 17, 121
Urease 42

V

Vaginalmykose 67, 85
Varizen 90
Venenentzündung 100
Verband 56, 57, 59, 68, 87, 102
Verbandswechsel 87, 96, 101
Verbrennungen 59, 60, 61, 101
Verdauungstrakt 41, 46, 69, 95
Viren 32, 37, 39, 55, 64, 66, 90, 101
Virusgrippe 89
Vitalstoffe 55

W

Wirkstoffcocktail 33
Wirkung, systemische 80, 84
Wunden 53, 56, 59, 102
Wundmilieu 54, 102
Wundheilhonig 59, 60

Z

Zahnfäule 92
Zahnfleischbluten 29
Zahnfleischentzündung 30, 89
Zahnpasta 92
Zellen / Teilung 33, 54, 55
Zimt 112
Zwölffingerdarmgeschwür 91

Anschrift des Autors

Detlef Mix
Immeneich 33a
79837 St. Blasien
Tel. 07755 – 2449903
kontakt@detlef-mix.de

Hier bekommen Sie aktive Manuka-Honige

Neuseelandhaus GmbH
Am Schlagbaum 10
59192 Bergkamen
Tel. 02307 – 92430-0
www.neuseelandhaus.de
info@neuseelandhaus.de

Reformhaus eG
Ernst-Litfaß-Str. 16
19246 Zarrentin
Tel. 038851 – 51-0
Filialen in Ihrer Nähe
www.reformhaus.de
info@reformhaus.de
Überwiegend MGO-zertifiziert.

HOYER GmbH
Steinbruchstraße 18
82398 Polling
Tel. 0881 – 3015
www.hoyer-honig.de
info@hoyer-honig.de
TranzAlpine Bio Manukahonig
MGO zertifiziert.

Honighäusl GmbH
Viktualienmarkt Stand 1-2
80331 München
Tel.: 089 – 266147
www.honighaeusel.de
webshop@honighaeusel.de

Manukanuka GmbH
Plauener Str. 163-165, Haus G
13053 Berlin
Tel: 030 – 921094760
www.manuka-honig.de
info@manuka-honig.de

Apotheken

Überwiegend MGO-zertifiziert.
(in der Regel nur auf Bestellung).

Drogerien

Dirk Rossmann GmbH
www.rossmann.de
service@rossmann.de

Müller Handels GmbH & Co KG
www.mueller.de
info@mueller.de

Schweiz

bienli.ch Bienenprodukte
Markus Andres
Alte Obfelderstraße 68
CH–8910 Affoltern a. A.
Tel. +41 (0)44 – 7601585
www.bienli.ch | info@bienli.ch

Österreich

biofitt Phyto AG
Granbistr. 97
A-1817 St. Vincent
Servicetelefon: 00800 – 11007700
(Europaweit gebührenfrei)
www.biofitt.com | info@biofitt.com